G. K. Krieglstein (Hrsg.)

Glaukom 2009

»Eine moderne Glaukom-Sprechstunde«

Unter Mitarbeit von:
Th. Dietlein
C. Erb
J. Funk
Ch. Jonescu-Cuypers
J. Jordan
Th. Klink
G. Michelson
H. Thieme

T0164793

Mit 231 Abbildungen

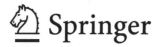

Springer

Prof. Dr. G. K. Krieglstein
Univ. Augenklinik
Kerpenerstr. 62
50924 Köln

ISBN 978-3-642-05055-8 Springer Medizin Verlag Heidelberg

Bibliografische Information der Deutschen Nationalbibliothek
Die Deutsche Nationalbibliothek verzeichnet diese Publikation in der Deutschen Nationalbibliografie;
detaillierte bibliografische Daten sind im Internet über http://dnb.d-nb.de abrufbar.

Springer Medizin Verlag
springer.com
© Springer Medizin Verlag Heidelberg 2010

Einbandgestaltung: deblik, Berlin
Copy-Editing: Hilger Verlagsservice, Heidelberg
Satz: TypoStudio Tobias Schaedla, Heidelberg

SPIN 12778584

Gedruckt auf säurefreiem Papier   18/5135/DK – 5 4 3 2 1 0

Vorwort

Am 17./18. April 2009 trafen sich in Kahl am Main eine Gruppe speziell am Glaukom interessierter Augenärzte und Augenärztinnen zu einer interaktiven Weiterbildung in der klinischen Glaukomatologie unter Berücksichtigung zeitgemäßer diagnostischer und therapeutischer Möglichkeiten. Acht Referenten, Glaukomspezialisten aus angesehenen Glaukomzentren, stellten jeweils acht Patienten vor. Das zugehörige Patientenmanagement wurde gemeinsam diskutiert.

Der Konsens dieser Diskussionen wird zusammen mit der Patientenvorstellung in diesem Symposiumsband wiedergegeben. Damit können viele weitere Kollegen und Kolleginnen in diese interaktive Weiterbildung einer »modernen Glaukomsprechstunde« einbezogen werden, welche in Kahl nicht dabei sein konnten.

Besonderer Dank gilt der Fa. Pfizer Ophthalmics/Berlin für die großzügige Unterstützung der Tagung vor Ort und die Drucklegung dieses Symposiums-Bandes.

Köln, November 2009
Günter K. Krieglstein

Inhaltsverzeichnis

Autorenverzeichnis

Prof. Dr. Thomas Dietlein
Zentrum für Augenheilkunde
Uniklinik Köln
Kerpener Str. 62
50937 Köln

Prof. Dr. Carl Erb
Schlosspark-Klinik
Augenabteilung
Heubnerweg 2
14059 Berlin

Prof. Dr. Dr. J. Funk
UniversitätsSpital Zürich
Augenklinik
Frauenklinikstr. 24
CH-8091 Zürich/Schweiz

Priv. Doz. Dr. Christian P. Jonescu-Cuypers
Universitätsklinikum Saarland
Augenklinik
Gebäude 22
66421 Homburg/Saar

Priv. Doz. Dr. Jens Jordan
Universitäts-Augenklinik
Killianstr. 5
79106 Freiburg i.Br.

Priv. Doz. Dr. Thomas Klink
Universitäts-Augenklinik
Josef-Schneider-Str. 11
97080 Würzburg

Prof. Dr. Günter K. Krieglstein (Hrsg.)
Uniklinik Köln
Zentrum für Augenheilkunde
Kerpener Str. 62
50937 Köln

Prof. Dr. Georg Michelson
Universitätsklinikum
Augenklinik
Schwabachanlage 6
91054 Erlangen

Priv. Doz. Dr. Hagen Thieme
Universitäts-Augenklinik
Langenbeckstr. 1
55131 Mainz

Abkürzungsverzeichnis

5-FU	5-Fluorourazil
AH	Aderhaut
ALT	Argon-Laser-Trabekuloplastik
AMD	altersbedingte Makuladegeneration
CCT	»central corneal thickness«
CDR	Cup-Disk-Ratio
CH	korneale Hysterese
CPK	Zyklophotokoagulation
CRF	kornealer Resistenzfaktor
DD	Differenzialdiagnose
ECP	endoskopische Zyklophotokoagulation
EDS	Ehlers-Danlos-Syndrom
ERG	Elektroretinogramm
FDT	Frequenzverdopplungstechnologie
FZ	Fingerzählen
GF	Gesichtsfeld
HBW	Handbewegung
HH	Hornhaut
HRT	Heidelberger Retinatomographie, Laser-Scanning-Tomographie
ICE-Syndrom	iridokorneoendotheliales Syndrom
ICL	intraokulare Kontaktlinse
IOD	intraokularer Druck
IOL	intraokulares Linsentranplantat
KW	Kammerwinkel
LA	linkes Auge
LTP	Lasertrabekuloplastik
MMC	Mitomycin C
MRT	Magnetresonanztomographie
NDG	Normaldruckglaukom
NH	Netzhaut
NMDA	N-Methyl-D-Aspartat
NRRS	neuroretinaler Randsaum
OA	Optikusatrophie
OCT	optische Kohärenztomographie
OHT	okuläre Hypertension
ORA	»ocular response analyzer«
OWG	Offenwinkelglaukom
PCOWG	primär konisches Offenwinkelglaukom
PERG	Muster-(Pattern-)Elektroretinogramm
PEX +++	Pseudoexfoliationsglaukom
PSA	Pupillarsaumatrophie
RA	rechtes Auge
RNFL	»retinal nerve fiber layer«, Nervenfaserschicht
RR	Blutdruck
TCA	»topographic change analysis«
TE	Trabekulektomie
TTP	Tensiotagesprofil
UBM	Ultraschallbiomikroskopie
VAA	vorderer Augenabschnitt
Visus c. c./s. c.	Visus cum correctione/ sin correctione
VK-Zellen	Vorderkammerzellen
Z. n.	Zustand nach

Patientenserie 1–8

T. S. Dietlein

1.1   Fall 1

1.1.1 Anamnese, Befund

- Patient, 26 Jahre
- sportlich, keine vorherigen Augenerkrankungen
- stumpfe Contusio bulbi durch einen Squash-Ball, Funktion Handbewegung, intakte Lichtscheinprojektion, Vorderkammereinblutung, kein Hinweis für (gedeckte) Ruptur, Ultraschall-B-Bild ohne Auffälligkeiten des hinteren Pols
- radiologischer Nachweis einer Orbitabodenfraktur
- am 1. und 2. Tag nach Trauma Augeninnendruckwerte 25–35 mmHg, ab dem 3. Tag trotz oraler Acetazolamidgabe und topischer Antiglaukomatosa fluktuierende und ansteigende Augeninnendruckwerte bis 60 mmHg

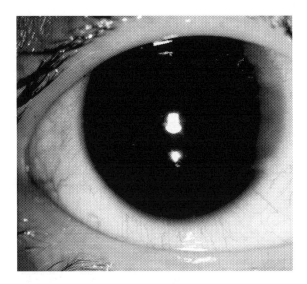

Abb. 1.1. Vorderkammereinblutung nach stumpfer Contusio bulbi durch einen Squash-Ball. Obwohl das Hyphäma nicht sehr ausgeprägt erscheint, ist der Augeninnendruck auf Werte bis 60 mmHg angestiegen

1.1.2 Diskussion

Wenn auch selten kann eine Vorderkammereinblutung zu anhaltenden und sehr hohen Augendrucksteigerungen führen, die sich als refraktär gegenüber einer medikamentösen Therapie erweisen. In diesem Fall konnte auch durch wiederholte Vorderkammerpunktionen keine Regulierung der Werte erreicht werden, sodass nach einer Woche entschieden wurde, trotz des Nachblutungsrisikos eine bimanuelle Vorderkammerspülung in Tropfanästhesie durchzuführen, die dann die akute Situation löste. Eine Vorderkammerspülung in den ersten Tagen birgt ein nicht unerhebliches Risiko der erneuten Nachblutung. Wird mit dem Ausspülen von großen Mengen Blut in der Vorderkammer sehr lange gewartet, steigt das Risiko einer Hämatokorneaentstehung.

Der Patient muss wegen möglicher Spätkomplikationen (z. B. Amotio, Glaukom, Katarakt) über die Notwendigkeit regelmäßiger lebenslanger ophthalmologischer Kontrollen aufgeklärt werden.

1.2   Fall 2

1.2.1 Anamnese, Befund

4 Wochen alter Säugling, nach unauffälliger Schwangerschaft bei der U1 dichte Hornhauttrübungen beidseits, L>R. Dann Narkoseuntersuchung, dabei mit dem Schiötz-Tonometer beidseits Werte um 30 mmHg gemessen, prophylaktischer Beginn einer topischen Therapie mit Kombination aus β-Blocker und Carboanhydrasehemmer, Überweisung an ein Glaukomzentrum.

Erneute Narkoseuntersuchung mit Ultraschallbiomikroskopie (UBM) zeigt die typische Morphologie einer Peters-Anomalie. Die zentrale Hornhaut ist trüb und ca. 1.000 μm dick. Am RA ist die Hornhaut im temporalen Quadrant klar und laut Mutter auch zuletzt klarer geworden.

Palpatorisch normaler Augendruck, ultrasonographische Achsenlänge normal.

Nach Absetzen der topischen Antiglaukomatosa kommt es trotzdem zum weiteren Aufklaren der Hornhaut RA, sodass die Trübung eher nicht augendruckabhängig ist.

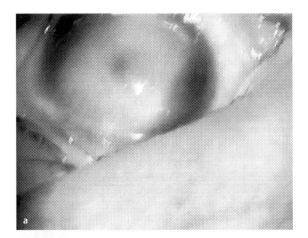

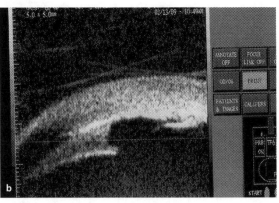

⚙ **Abb. 1.2a,b.** Trübe Hornhaut bei 4 Wochen altem Säugling (**a**). Das korrespondierende UBM zeigt Adhärenzen der Iris an der Hornhautrückfläche (**b**). Die zentrale Hornhautdicke ist mit ca. 1.000 μm massiv erhöht.

1.2.2 Diskussion

Die Schiötz-Tonometrie ist insbesondere beim Säuglingsauge und bei getrübter Hornhaut ungeeignet. Hier hilft am ehesten das Palpieren mit den Fingerkuppen durch einen erfahrenen Augenarzt. Bei der Peters-Anomalie mit zentraler Hornhauttrübung und klarer peripherer Hornhaut kann eine periphere Iridektomie im Bereich der klaren Hornhaut erwogen werden, um eine Verbesserung für die visuelle Entwicklung zu erreichen. Im vorliegenden Fall deutete sich eine spontane postpartale Besserung des Hornhautbefundes an, sodass zunächst abgewartet wurde.

1.3   Fall 3

1.3.1 Anamnese, Befund

Patient 65 Jahre alt, primäres Offenwinkelglaukom, vor 3 Wochen Trabekulektomie mit Mitomycin C (3 min, 0,2 mg/ml). Seitdem stündliche topische Therapie mit Dexamethason AT, zur Nacht Kombinationsaugensalbe. Jetzt notfallmäßige Vorstellung mit Verdacht auf drohende Hornhaut-Ulcusperforation peripher im Bereich des Filterkissens.

Diagnose: trophische Dellen als Folge einer gestörten Benetzung durch das prominente Filterkissen.

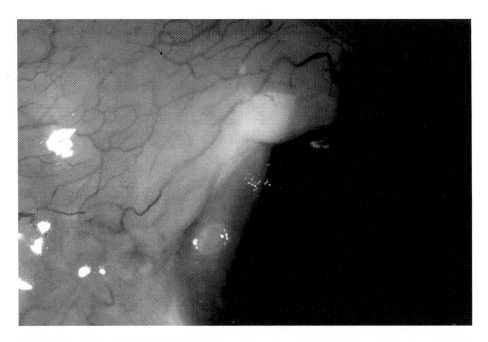

◨ **Abb. 1.3.** Trophische Delle im Bereich des Filterkissens. Im vorliegenden Fall lässt der weißliche Grund der Delle ein infektiöses Mitgeschehen vermuten, sodass eine topische Antibiose zusätzlich angeraten ist

1.3.2 Diskussion

Eine trophische Delle ist nicht nur nach Glaukomchirurgie bekannt, sondern auch nach Schiel- oder Netzhautoperationen. Im vorliegenden Fall kann die Problematik durch die hochdosierte topische Steroidtherapie protrahiert sein. In der Regel handelt es sich um ein harmloses Geschehen ohne Perforationsrisiko, das sich im vorliegenden Fall durch Reduktion der topischen Steroide, Applikation in Gelform und zusätzliche visköse Tränenersatzmittel schnell besserte. Alternative Therapieansätze sind eine noch intensivere Salbentherapie oder eine große therapeutische Kontaktlinse. Zentrale Perforationen nach intensiver Steroidtropf-therapie postoperativ – möglicherweise auch mitbedingt durch mechanische Läsion mit der Tropfflasche – kommen selten vor.

1.4   Fall 4

1.4.1 Anamnese, Befund

74-jährige Patientin, terminales Offenwinkelglaukom, vor 2 Monaten Trabekulektomie mit Mitomycin C (3 min, 0,2 mg/ml) am funktionellen Oculus unicus. Jetzt applantatorische Augendruckwerte von 3–5 mmHg, im Ultraschall-B-Bild zirkuläre hochbullöse Aderhautabhebung, subjektiv schlechter Visus. Das Filterkissen ist verhältnismäßig wenig prominent, die Vorderkammer ist tief, im Fluoresceint-Test kein Nachweis einer Außenfistulation.

Trotz mehrfacher intrakameraler Gaben von Viskoelastika und skleraler Drainage der subchoroidalen Flüssigkeit keine Tendenz zur Drucknormalisierung. Durch Filterkissenrevision mit Darstellen der skleralen Filtration am anterioren Rand des Deckelchens gelingt es, durch eine gezielte sklerale Naht die Überfiltration zu stoppen. Einige Monate später regulierte Augendruckwerte um 15 mmHg, allerdings mit topischer Zweifachtherapie, keine Aderhautamotio, subjektiv deutlich besserer Visus.

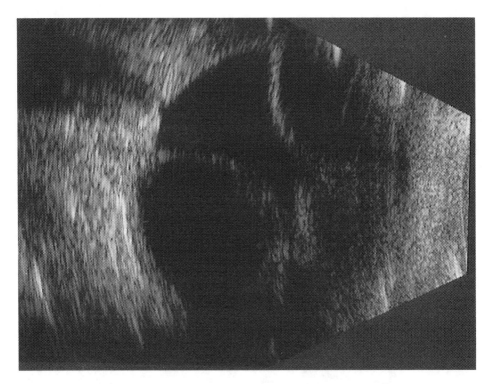

Abb. 1.4. Im Ultraschall-B-Bild ist zirkulär eine hochbullöse Aderhautabhebung erkennbar. Ursache hierfür ist die okuläre Hypotonie mit Werten um 4 mmHg nach Filtrationschirurgie

1.4.2 Diskussion

Die alleinige Gabe von Viskoelastika bei länger anhaltender okulärer Hypotonie nach Trabe-kulektomie ist selten langfristig erfolgreich, zumeist ist eine zusätzlich Naht des Skleradeckels erforderlich. Je nach Morphologie des darüberliegenden Filterkissens kann diese Naht mit nicht resorbierbarem Material transkonjunktival oder nach Bindehautpräparation erfolgen. Ist allerdings der Skleradeckel mazeriert, kann auch eine Deckelnaht häufig nichts mehr aus-richten. Dann ist das Aufnähen eines Patchs aus Sklera oder Perikard erforderlich.

1.5   Fall 5

1.5.1   Anamnese, Befund

68-jährige Patientin, vor 2 Jahren Trabekulektomie mit Mitomycin C (3 min, 0,2 mg/ml), zuletzt immer Augendruckwerte um 10 mmHg ohne topische Therapie, seit einer Woche gerötetes Auge, schmerzhaft.

An der Spaltlampe zeigt sich eine massiv hyperämische Bindehaut um ein weißes avaskuläres Filterkissen. In der Fluorescein-Probe zeigt sich ein Mikroleakage. Vorderkammer und Glaskörperkavität sind reizfrei.

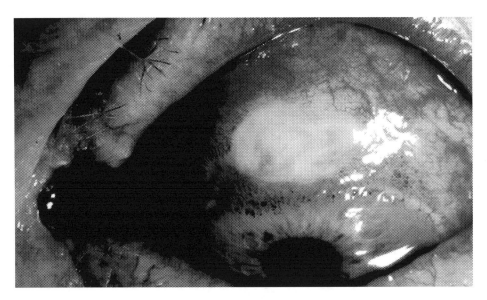

⊕ Abb. 1.5. Klassisches Bild einer Blebitis 2 Jahre nach Trabekulektomie mit Mitomycin C: massive Bindehauthyperämie und zentrales avaskuläres Areal

1.5.2 Diskussion

Eine Bindehautrötung nach zurückliegender Filtrationschirurgie muss immer an eine Blebitis (Filterkisseninfektion) denken lassen. Ursache ist häufig ein Mikroleakage eines avaskulären dünnwandigen Filterkissens. Da die Blebitis häufiger bei Filterkissen in den unteren Quadranten auftritt, wird eine Filtrationschirurgie in den unteren Quadranten heutzutage nicht mehr durchgeführt.

Nach Abheilen einer Blebitis sollte eine Filterkissenrevision zur Rezidivprophylaxe durchgeführt werden. Dabei wird entweder ein freies Bindehaut- bzw. Amniontransplantat oder eine benachbarte Bindehautmobilisierung durchgeführt.

1.6   Fall 6

62-jährige Patienten mit PEX +++ und flacher Vorderkammer. Auswärtig zunächst beidseits Laseriridotomie, dann wegen anhaltendem hohen Augendruck LA Linsenchirurgie, die wegen der ausgeprägten Zonulolyse als IC-Aphakisierung beendet wurde.

Bei notfallmäßiger Überweisung ist der Augendruck links 68 mmHg, Epithelödem, inbesondere peripher immer noch flache Vorderkammer, Durchgängigkeit der Iridotomie nicht sicher beurteilbar. Durch systemische Gabe von Acetazolamid und Mannitol nur Senkung auf Werte um 40 mmHg.

Bei Verdacht auf malignen Block wird eine Pars-plana-Vitrektomie mit Cutter-Iridektomie durchgeführt, danach regulierte Werte um 10 mmHg ohne weitere Medikamente.

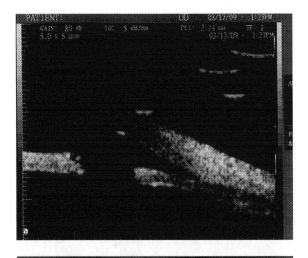

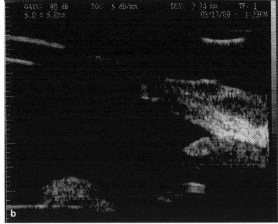

■ Abb. 1.6a,b. UBM-Bild bei einer anderen 47-jährigen Patientin mit Nanophthalmus (Achsenlänge knapp 20 mm) und Zustand nach malignem Block LA. a Das RA hat einen engen peripheren Kammerwinkel trotz der basalen Iridektomie. b Am LA ist der periphere Kammerwinkel deutlich tiefer, da hier neben der Iridektomie auch eine Linsenchirurgie und Vitrektomie durchgeführt worden war

1.6.1 Diskussion

Die Kombination aus Aphakie und flacher Vorderkammer muss an einen malignen Block denken lassen, auch wenn dies sehr selten ist. Ist der Augendruck nicht so extrem erhöht wie in diesem Fall, kann zunächst eine konservative Therapie mit Zykloplegika versucht werden, ansonsten ist die Vitrektomie mit Cutter-Iridektomie die kausale Therapie der Wahl, um das Phänomen des »aequeous misdirection« zu beseitigen.

1.7   Fall 7

1.7.1 Anamnese, Befund

67-jähriger Patient, vorangegangene Filtrationschirurgie vernarbt, zuletzt vor 2 Jahren Ahmed-Implantat temporal oben. Jetzt wieder Augeninnendruckanstieg auf Werte bis 28 mmHg trotz topischer Therapie. Spaltlampenmikroskopisch zeigt sich ein relativ kurzer intrakameraler Verlauf des Schlauchs, eine reizfrei eingeheilte Fußplatte.

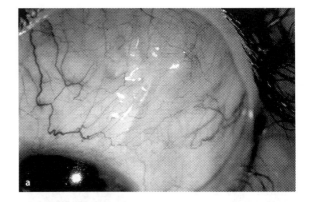

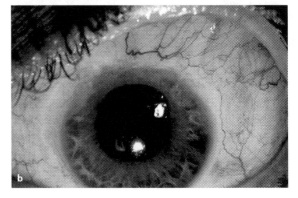

⚙ **Abb. 1.7a,b.** Reizfrei eingeheilte Fuß-platte eines Ahmed-Implantats mit allerdings etwas verkürztem Limbusabstand (ca. 7 mm) des Vorderrands der Fuß-platte (**a**). Der intrakamerale Verlauf des Silikonschlauchs in der 1-Uhr-Position ist relativ kurz (**b**)

1.7.2 Diskussion

Es existieren wenige Informationen in der Literatur darüber, welches Verfahren am günstigsten ist, wenn es nach Jahren zu einem Druckanstieg nach Glaukomimplantat gekommen ist. Zunächst wird – wenn möglich – eine topische Therapie initiiert, die insgesamt nach antiglaukomatöser Implantatchirurgie häufig ist.

Chirurgische Alternativen bei erneutem Druckanstieg nach Glaukomimplantat sind dann eine Kapselrevision bzw. -exzision mit Mitomycin C um die Fußplatte, eine Zyklophotokoagulation unter Aussparung des Silikonschlauchs oder die Implantation eines zweiten Glaukomimplantats in einem anderen Quadranten.

1.8   Fall 8

1.8.1 Anamnese, Befund

73-jährige Patientin, schmerzhaftes, blindes LA. Vorausgegangen sind in den letzten 10 Jahren mindestens 3 netzhautchirurgische Eingriffe im Ausland. Applantationstonometrische Werte phasenweise über 60 mmHg. Spaltlampenmikroskopisch zeigt sich ein kombiniertes Silikonölhypopyon/Hyphaema, der Hornhautbefund ist unauffällig. Im Ultraschall-B-Bild Amotio non sanata.

Nach eingehender Aufklärung der Patientin wird eine Enukleation durchgeführt.

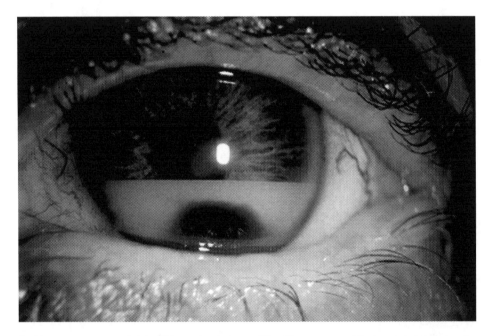

Abb. 1.8. Dieses ungewöhnliche Bild eines kombinierten Silikonölhypopyons und Hyphaema ist Folge einer Rubeosis iridis bei Amotio non sanata und emulsifizierten fluorierten »schweren« Silikonbläschen. Konventionelles »leichtes« Silikonöl würde sich oben ablagern

1.8.2 Diskussion

Bei blinden Augen und Schmerzen bedingt durch hohen Augendruck ist die Enukleation weiterhin zu erwägen und mit dem Patienten mit einem gewissen Einfühlungsvermögen zu besprechen. Chirurgische Alternativen bei Silikonölglaukom (nach Ölablassung) sind Zyklophotokoagulation oder Glaukomimplantat. Die Prognose einer Filtrationschirurgie ist zumeist durch die vorausgegangene Bindehauteröffnung sehr infaust.

Patientenserie 9–16

C. Erb

2.1   Fall 9

2.1.1 Anamnese, Befund

- Patientin, 56 Jahre
- Überweisung: unbeherrschbares Glaukom
- Erstdiagnose primäres Offenwinkelglaukom 1997
- Myopia magna RA/LA von –18 dptr.
- Augendruck bei Erstvorstellung:
  - RA: 17 mmHg (+2,5 mmHg Hornhautkorrektur)
  - LA: 20 mmHg (+2,5 mmHg Hornhautkorrektur)
- Papille: RA/LA: CDR = 1,0
- Visus: RA/LA c.c. 1,0
- Allgemeinerkrankungen:
  - Schilddrüsenknoten
  - Hypercholesterinämie
- bisherige Augenoperationen:
  - RA/LA: Zustand nach Phakoemulsifikation und Implantation einer Hinterkammerlinse
  - RA/LA: Zustand nach Zyklophotokoagulationen (RA: 14-mal, LA: 13-mal)
- derzeitige Therapie RA/LA:
  - Tafluprost sine 1-mal/Tag
  - Dorzolamid/Timolol 2-mal/Tag
  - Apraclonidine 3-mal/Tag
- derzeitige Therapie allgemein:
  - Azetazolamid 3 Tabletten/Tag
  - Kaliumchlorid Brausetablette 1-mal/Tag

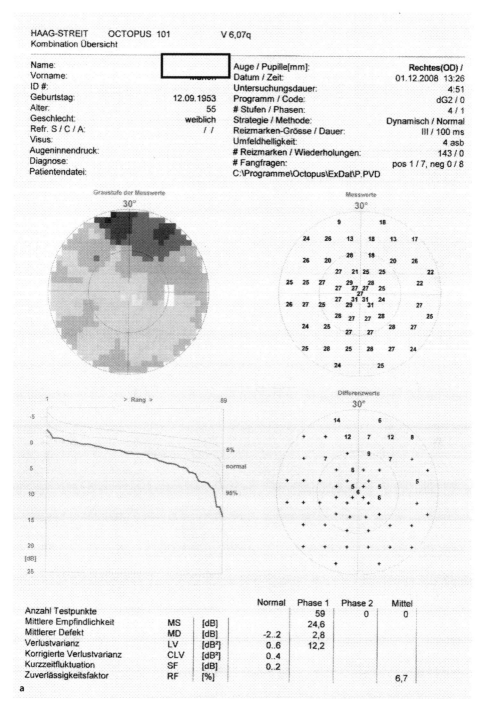

HAAG-STREIT   OCTOPUS 101   V 6,07q
Kombination Übersicht

Name:		Auge / Pupille[mm]:	Rechtes(OD) /
Vorname:	Marion	Datum / Zeit:	01.12.2008 13:26
ID #:		Untersuchungsdauer:	4:51
Geburtstag:	12.09.1953	Programm / Code:	dG2 / 0
Alter:	55	# Stufen / Phasen:	4 / 1
Geschlecht:	weiblich	Strategie / Methode:	Dynamisch / Normal
Refr. S / C / A:	/ /	Reizmarken-Grösse / Dauer:	III / 100 ms
Visus:		Umfeldhelligkeit:	4 asb
Augeninnendruck:		# Reizmarken / Wiederholungen:	143 / 0
Diagnose:		# Fangfragen:	pos 1 / 7, neg 0 / 8
Patientendatei:		C:\Programme\Octopus\ExDat\P.PVD	

	Normal	Phase 1	Phase 2	Mittel
Anzahl Testpunkte		59	0	0
Mittlere Empfindlichkeit MS [dB]		24,6		
Mittlerer Defekt MD [dB]	-2..2	2,8		
Verlustvarianz LV [dB²]	0..6	12,2		
Korrigierte Verlustvarianz CLV [dB²]	0..4			
Kurzzeitfluktuation SF [dB]	0..2			
Zuverlässigkeitsfaktor RF [%]				6,7

a

◳ **Abb. 2.1a,b.** Achromatische Perimetrie (Octopus 311, G1), Gesichtsfeld am linken Auge (**b**) deutlich schlechter als am rechten Auge (**a**)

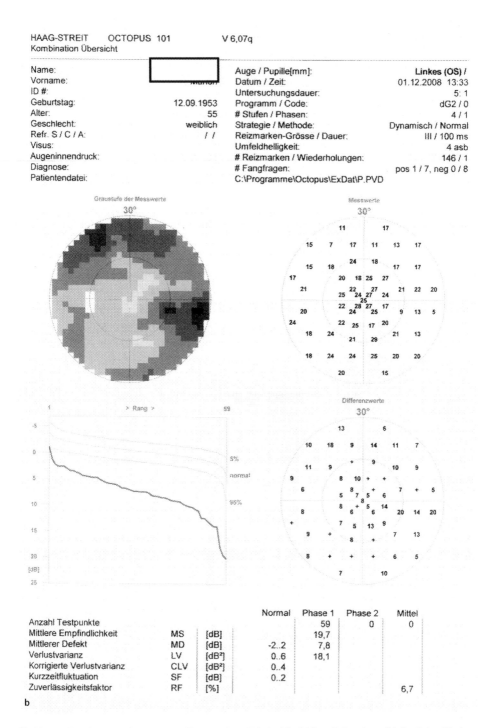

HAAG-STREIT   OCTOPUS 101   V 6,07q
Kombination Übersicht

Name:
Vorname: Marion
ID #:
Geburtstag: 12.09.1953
Alter: 55
Geschlecht: weiblich
Refr. S / C / A: / /
Visus:
Augeninnendruck:
Diagnose:
Patientendatei:

Auge / Pupille[mm]:   Linkes (OS) /
Datum / Zeit: 01.12.2008 13:33
Untersuchungsdauer: 5: 1
Programm / Code: dG2 / 0
Stufen / Phasen: 4 / 1
Strategie / Methode: Dynamisch / Normal
Reizmarken-Grösse / Dauer: III / 100 ms
Umfeldhelligkeit: 4 asb
Reizmarken / Wiederholungen: 146 / 1
Fangfragen: pos 1 / 7, neg 0 / 8
C:\Programme\Octopus\ExDat\P.PVD

			Normal	Phase 1	Phase 2	Mittel
Anzahl Testpunkte				59	0	0
Mittlere Empfindlichkeit	MS	[dB]		19,7		
Mittlerer Defekt	MD	[dB]	-2..2	7,8		
Verlustvarianz	LV	[dB²]	0..6	18,1		
Korrigierte Verlustvarianz	CLV	[dB²]	0..4			
Kurzzeitfluktuation	SF	[dB]	0..2			
Zuverlässigkeitsfaktor	RF	[%]				6,7

b

◻ **Abb. 2.1a,b.** Achromatische Perimetrie (Octopus 311, G1), Gesichtsfeld am linken Auge (**b**) deutlich schlechter als am rechten Auge (**a**)

2.1.2 Diskussion

Ohne systemische Carboanhydrasehemmer-Therpie liegen die Druckwerte an beiden Augen zwischen 40 und 45 mmHg. Aufgrund der zahlreichen Zyklophotokoagulationen ist eine weitere zyklodestruktive Maßnahme nicht mehr sinnvoll. Es wurde am linken Auge, das im Gesichtsfeld schlechter abschnitt, eine gedeckte Goniotrepanation ohne Mitomycin C durchgeführt, um das Ziliarkörperepithel möglichst zu schonen. Dennoch kam es postoperativ zu einer deutlichen Bulbushypotonie um 2–4 mmHg, die eine dreimalige Healon-GV-Auffüllung der Vorderkammer erforderte. Derzeit ist der Augeninnendruck mit 10 mmHg stabil, allerdings kam es zu einem Visusverlust auf 0,6 trotz normaler Makula (OCT ohne pathologischen Befund). Der Vorschlag für das weitere Vorgehen liegt in der gedeckten Goniotrepanation auch am RA, da dort der Augeninnendruck inzwischen auf 30 mmHg ohne Azetazolamid angestiegen ist. Aufgrund der Angst der Patientin, auch auf diesem Auge eine Visusminderung zu erleiden, ist diese bisher noch nicht erfolgt.

2.2   Fall 10

2.2.1   Anamnese, Befund

- Patientin, 72 Jahre
- Überweisung: fortschreitende Gesichtsfeldverschlechterung bei Tropfenintoleranz
- Erstdiagnose primäres Offenwinkelglaukom 1987
- Augendruck bei Erstvorstellung:
  - RA: 24 mmHg (keine Hornhautkorrektur)
  - LA: 44 mmHg (keine Hornhautkorrektur)
- Papille:
  - RA: CDR = 1,0
  - LA: CDR = 1,0
- Visus:
  - RA: c.c. 0,1
  - LA: c.c. 1/35
- Allgemeinerkrankungen:
  - arterielle Hypertonie
  - Hypercholesterinämie
  - Allergieneigung, verträgt keine Augentropfen
- bisherige Augenoperationen: keine
- derzeitige Therapie allgemein:
  - Azetazolamid 3 Tabletten/Tag
  - Kaliumchlorid Brausetablette 1-mal/Tag

HAAG-STREIT   OCTOPUS 300Series   V 6,07c

Kombination Übersicht

Schlossparkklinik
Berlin

Name:	Auge / Pupille[mm]:	**Rechtes(OD) / 0.0**
Vorname:	Datum / Zeit:	23.03.2009 10:56
ID #:	Untersuchungsdauer:	7:18
Geburtstag:	Programm / Code:	G1
Alter: 72	# Stufen / Phasen:	4 / 1
Geschlecht: weiblich	Strategie / Methode:	Dynamisch / Normal
Refr. S / C / A: / /	Reizmarken-Grösse / Dauer:	III / 100 ms
Visus:	Umfeldhelligkeit:	10 cd/m²
Augeninnendruck:	# Reizmarken / Wiederholungen:	102 / 0
Diagnose:	# Fangfragen:	pos 0 / 5, neg 6 / 6
Patientendatei:	C:\Programme\Octopus\ABCDat\SCH.PVD	

Graustufe der Messwerte 30°

Messwerte 30°

> Rang >

Differenzwerte 30°

	Normal	Phase 1	Phase 2	Mittel
Anzahl Testpunkte		59	0	0
Mittlere Empfindlichkeit MS [dB]		0,3		
Mittlerer Defekt MD [dB]	-2..2	26,0		
Verlustvarianz LV [dB²]	0..6	4,8		
Korrigierte Verlustvarianz CLV [dB²]	0..4			
Kurzzeitfluktuation SF [dB]	0..2			
Zuverlässigkeitsfaktor RF [%]				54,5

a

◻ **Abb. 2.2a,b.** Achromatische Perimetrie (Octopus 311, G1). **a** Rechtes Auge, **b** linkes Auge

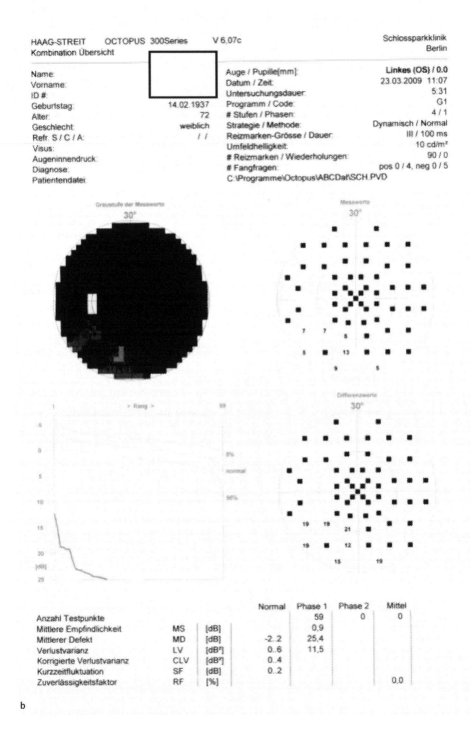

b

Abb. 2.2a,b. Achromatische Perimetrie (Octopus 311, G1). **a** Rechtes Auge, **b** linkes Auge

2.2.2 Diskussion

Aufgrund der sehr schlechten Gesichtsfeldbefunde ist die Ausgangssituation sehr schwierig. In der Diskussion wurde mehrheitlich ein zweizeitiges Operieren favorisiert, um die Operationswirkung postoperativ beobachten zu können. Wir haben uns allerdings zu einem einzeitigen operativen Eingriff entschieden mit einer gedeckten Goniotrepanation mit MMC 0,02% auf beiden Seiten, da davon auszugehen ist, dass nach der Operation am LA der Augendruck am RA aufgrund des notwendigen Weglassens von Azetazolamid erheblich ansteigen wird. Ein zyklodestruktiver Eingriff am RA wäre zwar denkbar, aber die klinische Erfahrung hat gezeigt, dass eine Zyklophotokoagulation in einem weit fortgeschrittenen Glaukomstadium zu einer Sehverschlechterung führen kann, ohne dass es zu sichtbaren morphologischen Veränderungen kommen muss. Da wahrscheinlich dann doch eine Goniotrepanation erforderlich gewesen wäre, haben wir den Eingriff gleich an beiden Augen ausgeführt.

Derzeit sind beide Augen im Augeninnendruckbereich zwischen 10 und 15 mmHg ohne Therapie. Der Visus an beiden Augen hat sich nicht verschlechtert, die Gesichtsfeldbefunde sind stabil geblieben.

2.3   Fall 11

2.3.1 Anamnese, Befund

- Patientin, 21 Jahre
- Überweisung: Gesichtsfeldbefunde unklarer Genese mit wechselnder Charakteristik
- LA: Amaurosis fugax
- LA: retrobulbäres Druckgefühl
- Augendruck bei Erstvorstellung:
  - RA: 12 mmHg (keine Hornhautkorrektur)
  - LA: 15 mmHg (keine Hornhautkorrektur)
- Papille:
  - RA: CDR = 0,5, blass
  - LA: CDR = 0,5, blass
- Visus:
  - RA: s.c. 1,0
  - LA: s.c. 1,0
- Allgemeinerkrankungen:
  - Migräne ohne Aura
  - Herpes labialis
  - oft kalte Hände und Füße
- bisherige Augenoperationen: keine
- derzeitige Therapie: keine

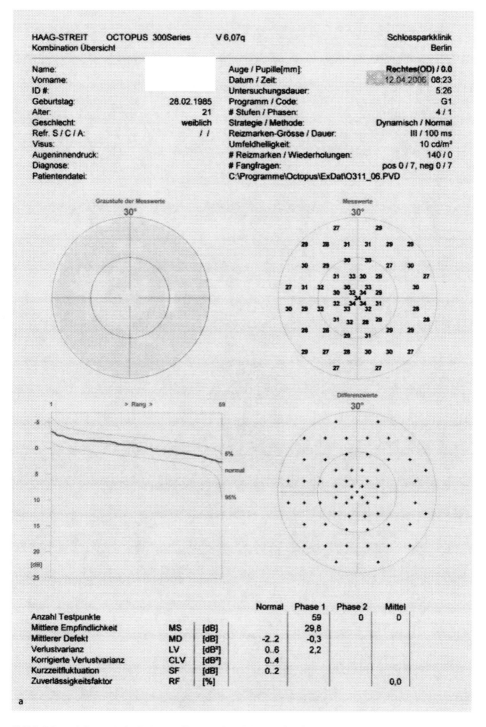

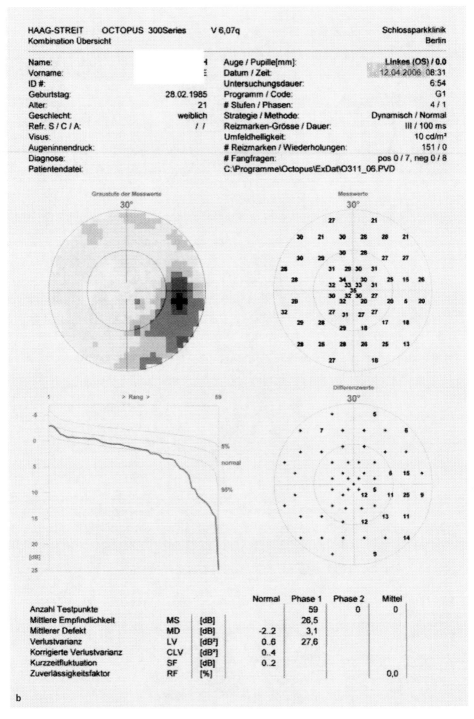

HAAG-STREIT   OCTOPUS 300Series   V 6.07q
Kombination Übersicht

Schlossparkklinik
Berlin

Name:		Auge / Pupille[mm]:	Linkes (OS) / 0.0
Vorname:		Datum / Zeit:	12.04.2006 08:31
ID #:		Untersuchungsdauer:	6:54
Geburtstag:	28.02.1985	Programm / Code:	G1
Alter:	21	# Stufen / Phasen:	4 / 1
Geschlecht:	weiblich	Strategie / Methode:	Dynamisch / Normal
Refr. S / C / A:	/ /	Reizmarken-Grösse / Dauer:	III / 100 ms
Visus:		Umfeldhelligkeit:	10 cd/m²
Augeninnendruck:		# Reizmarken / Wiederholungen:	151 / 0
Diagnose:		# Fangfragen:	pos 0 / 7, neg 0 / 8
Patientendatei:		C:\Programme\Octopus\ExDat\O311_06.PVD	

	Normal	Phase 1	Phase 2	Mittel
Anzahl Testpunkte		59	0	0
Mittlere Empfindlichkeit MS [dB]		26,5		
Mittlerer Defekt MD [dB]	-2.2	3,1		
Verlustvarianz LV [dB²]	0.6	27,6		
Korrigierte Verlustvarianz CLV [dB²]	0.4			
Kurzzeitfluktuation SF [dB]	0.2			
Zuverlässigkeitsfaktor RF [%]				0,0

b

⬚ **Abb. 2.3a–c.** Achromatische Perimetrie (Octopus 311, G1). Um 8.30 Uhr zeigte sich im LA während eines Migrä-neanfalls ein Skotom, das bei der 2. Untersuchung ca. 2 h später nicht mehr nachzuweisen war. **a** Rechtes Auge, **b** linkes Auge 8:30, **c** linkes Auge 10:47 Uhr

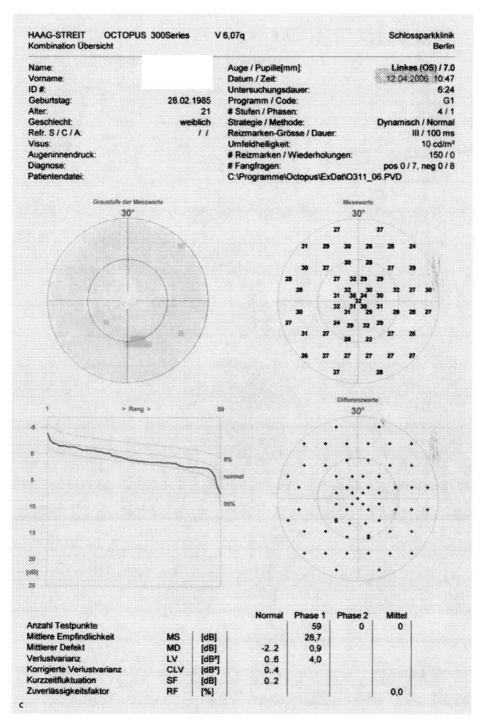

Abb. 2.3a–c. Achromatische Perimetrie (Octopus 311, G1). Um 8.30 Uhr zeigte sich im LA während eines Migräneanfalls ein Skotom, das bei der 2. Untersuchung ca. 2 h später nicht mehr nachzuweisen war. **a** Rechtes Auge, **b** linkes Auge 8:30, **c** linkes Auge 10:47 Uhr

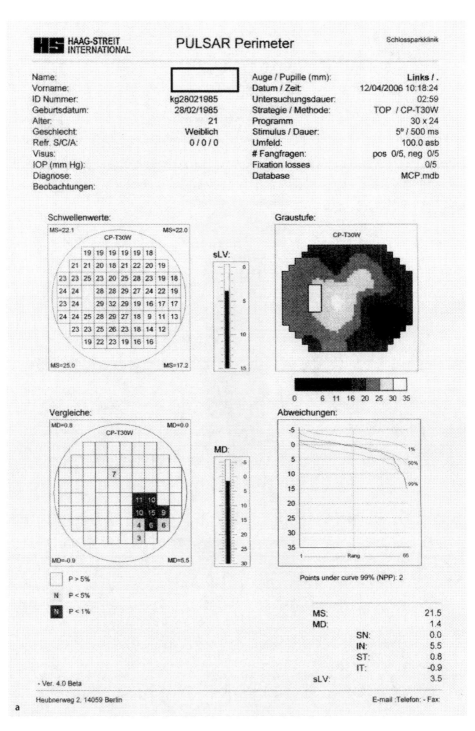

⚙ Abb. 2.4a,b. Mit der Flimmerperimetrie (Pulsar, Haag-Streit, CP-T30W, TOP) (**a**) als auch mit der Frequenzver-dopplungsperimetrie (Matrix, Zeiss Meditec) (**b**) ließ sich aber weiterhin das temporal untere Skotom nachweisen als Hinweis darauf, dass an dieser Stelle tatsächlich eine Schadensstelle vorliegt

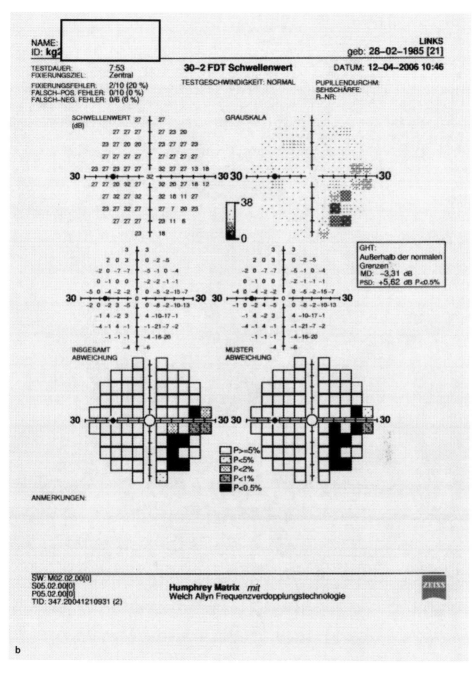

b

Abb. 2.4a,b. Mit der Flimmerperimetrie (Pulsar, Haag-Streit, CP-T30W, TOP) (**a**) als auch mit der Frequenzver-dopplungsperimetrie (Matrix, Zeiss Meditec) (**b**) ließ sich aber weiterhin das temporal untere Skotom nachweisen als Hinweis darauf, dass an dieser Stelle tatsächlich eine Schadensstelle vorliegt

2.3.2 Diskussion

Während der Gesichtsfelduntersuchung hatte die Patientin einen Migräneanfall bekommen, der sich am LA in einer deutlichen Störung in der Weiß-Weiß-Perimetrie äußerte. Nach 2 Stunden wurde die Perimetrie wiederholt. Dabei war das ursprünglich gefundene Skotom in der achromatischen Perimetrie nicht mehr nachweisbar, jedoch zeigte sich jeweils ein Skotom an derselben Stelle in der Flimmer- und der Frequenzverdopplungsperimetrie, die auch bei späteren Wiederholungen stabil nachweisbar waren.

Aufgrund der in der Literatur beschriebenen Manifestationen von Gesichtsfelddefekten bei Migränepatienten haben wir diese Gesichtsfeldauffälligkeiten der Migräne zugeschrieben und die Patientin in der Neurologie zur Migränetherapie vorgestellt. In der zerebralen MRT-Untersuchung zeigten sich keine Besonderheiten. Sollten sich die perimetrischen Befunde bei den Kontrollen ungünstig verändern, werden wir ein 24-Stunden-Tagesdruckprofil unter stationären Bedingungen empfehlen, um Augeninnendruckspitzen auszuschließen.

2.4 Fall 12

2.4.1 Anamnese, Befund

- Patient, 39 Jahre
- Überweisung: Augendruckentgleisung am LA
- Erstdiagnose primäres Offenwinkelglaukom 2008
- Augendruck bei Erstvorstellung:
  - RA: 13 mmHg (+2 mmHg Hornhautkorrektur)
  - LA: 35 mmHg (+2 mmHg Hornhautkorrektur)
- Papille:
  - RA: CDR = 0,6–0,7
  - LA: CDR = 0,7
- Visus:
  - RA: s.c. 1,0
  - LA: s.c. 1,0
- Allgemeinerkrankungen:
  - keine
- Raucher
- bisherige Augenoperationen: keine
- derzeitige Therapie LA:
  - Brimonidin/Timolol 2-mal/Tag
  - Bimatoprost/Timolol 1-mal/Tag
  - nicht gewirkt haben Travoprost, Travoprost/Timolol, Latanoprost, Latanoprost/Timolol

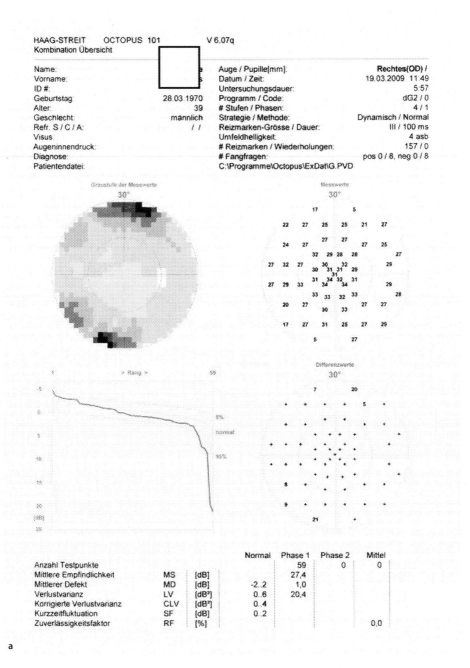

HAAG-STREIT   OCTOPUS 101   V 6.07q
Kombination Übersicht

Name:		Auge / Pupille[mm]:	**Rechtes(OD)** /
Vorname:		Datum / Zeit:	19.03.2009 11:49
ID #:		Untersuchungsdauer:	5:57
Geburtstag:	28.03.1970	Programm / Code:	dG2 / 0
Alter:	39	# Stufen / Phasen:	4 / 1
Geschlecht:	männlich	Strategie / Methode:	Dynamisch / Normal
Refr. S / C / A:	/ /	Reizmarken-Grösse / Dauer:	III / 100 ms
Visus:		Umfeldhelligkeit:	4 asb
Augeninnendruck:		# Reizmarken / Wiederholungen:	157 / 0
Diagnose:		# Fangfragen:	pos 0 / 8, neg 0 / 8
Patientendatei:		C:\Programme\Octopus\ExDat\G.PVD	

			Normal	Phase 1	Phase 2	Mittel
Anzahl Testpunkte				59	0	0
Mittlere Empfindlichkeit	MS	[dB]		27,4		
Mittlerer Defekt	MD	[dB]	-2..2	1,0		
Verlustvarianz	LV	[dB²]	0..6	20,4		
Korrigierte Verlustvarianz	CLV	[dB²]	0..4			
Kurzzeitfluktuation	SF	[dB]	0..2			
Zuverlässigkeitsfaktor	RF	[%]				0,0

a

☉ Abb. 2.5a,b. In der achromatische Perimetrie (Octopus 311, G1) (**a**) sowie in der Frequenzverdopplungsperimetrie (Matrix, 30-2, Schwellenprogramm) (**b**) zeigen sich dezente Gesichtsfeldausfälle

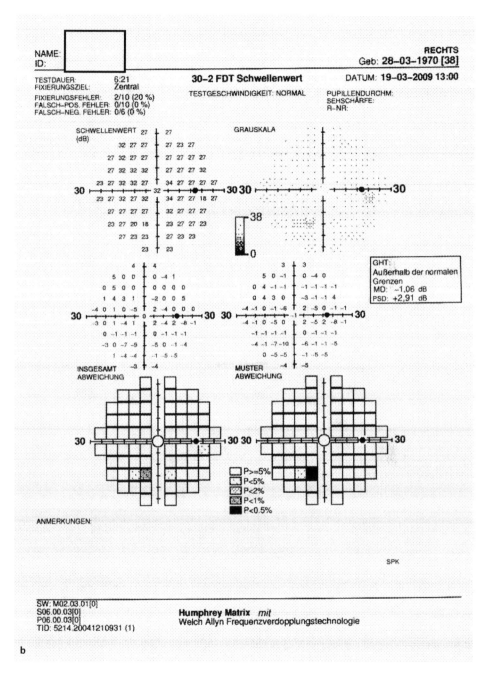

b

Abb. 2.5a,b. In der achromatische Perimetrie (Octopus 311, G1) (a) sowie in der Frequenzverdopplungsperimetrie (Matrix, 30-2, Schwellenprogramm) (b) zeigen sich dezente Gesichtsfeldausfälle

2.4.2 Diskussion

Unter der derzeitigen Therapie war das LA bei weitem nicht gut eingestellt. Zieldruck liegt bei ≤18 mmHg. Systemische Carboanhydrasehemmer sind keine Dauerlösung und würden nicht das Problem beheben. Lokale Carboanhydrasehemmer hatte der Patient noch nicht ausprobiert, aber bei einer zu erwartenden drucksenkenden Wirkung von maximal 20–25% würde der Zieldruck von ≤18 mmHg damit nicht erreicht.

Bei den vorliegenden blauen Pupillen würde die Lasertherapie im Trabekelmaschenwerk nicht ausreichend wirken, unabhängig davon, ob eine Argonlasertrabekuloplastik oder eine selektive Lasertrabekuloplastik angewendet wird.

Die Zyklophotokoagulation wäre eine Option, aber häufig gelingt keine derartige starke Drucksenkung mit einer Sitzung, da gerade bei jüngeren Patienten die Regenerationsfähigkeit des Ziliarkörperepithels ausgeprägt ist. Zudem können als Nebeneffekte unerwünschte Pupillenverziehungen entstehen, die zu erheblichen visuellen Störungen führen können (erhöhte Blendempfindlichkeit, eingeschränkte Nachtfahrtauglichkeit).

In diesem Fall haben wir uns für eine gedeckte Goniotrepanation mit MMC entschieden, die bis jetzt zu einer konstanten Drucklage zwischen 10–15 mmHg geführt hat, bei stabiler Sehschärfe von 0,8. Außerdem haben wir den Patienten explizit darauf hingewiesen, dass Rauchen für ihn sehr schädlich ist und haben diesbezüglich auch einen Aktenvermerk vorgenommen.

2.5   Fall 13

2.5.1 Anamnese, Befund

- Patientin, 61 Jahre
- Überweisung: progrediente Gesichtsfeldverschlechterung am LA
- Erstdiagnose primäres Offenwinkelglaukom 2007
- Augendruck bei Erstvorstellung:
  - RA: 14 mmHg (ohne Hornhautkorrektur)
  - LA: 17 mmHg (ohne Hornhautkorrektur)
- Papille:
  - RA: CDR = 0,8–0,9
  - LA: CDR = 0,8–0,9
- Visus:
  - RA: s.c. 1,0
  - LA: s.c. 1,0
- Allgemeinerkrankungen/Besonderheiten:
  - orthostatische Dysregulation
  - Herzrhythmusstörungen
  - kalte Akren
  - Blutspenden 1-mal/Monat
- bisherige Augenoperationen:
  - RA/LA: Argonlasertrabekuloplastik
- derzeitige Therapie RA/LA:
  - Latanoprost 1-mal/Tag
  - Brinzolamid 2-mal/Tag

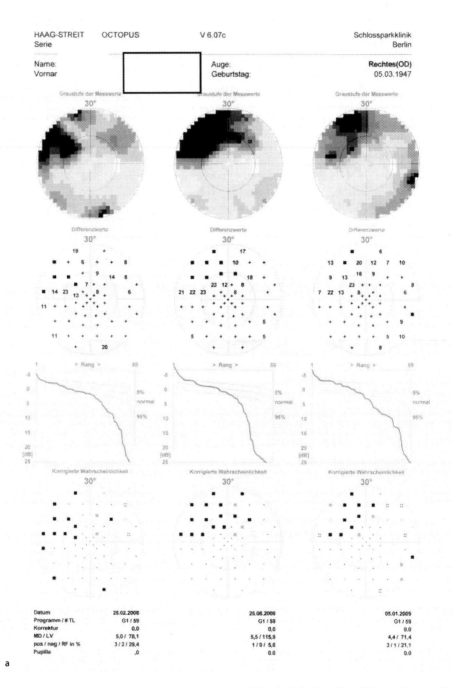

Abb. 2.6a,b. In der achromatische Perimetrie (Octopus 311, G1) ist der Befund am RA stabil (**a**), am LA zeigt sich jedoch eine Zunahme des Gesichtsfeldschadens (**b**)

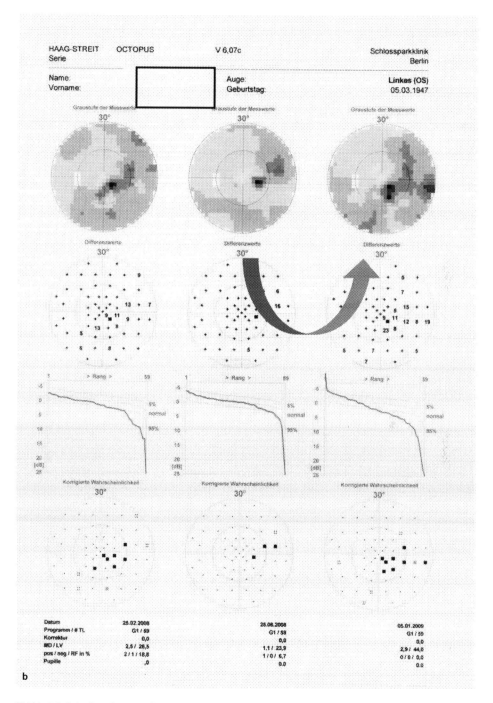

Abb. 2.6a,b. In der achromatische Perimetrie (Octopus 311, G1) ist der Befund am RA stabil (a), am LA zeigt sich jedoch eine Zunahme des Gesichtsfeldschadens (b)

2.5.2 Diskussion

Unter der derzeit lokalen Therapie kam es am LA zu einer Progredienz des Gesichtsfeldbefundes. In der 24-Stunden-Tagesdruckanalyse lagen die Augendruckwerte am RA zwischen 10 und 15 mmHg, am LA zwischen 10 und 19 mmHg, womit die Drucklage (Zieldruck ≤15 mmHg) und die Schwankungsbreite am LA mit 9 mmHg nicht ausreichend gut eingestellt waren. Im 24-Stunden-Blutdruckprofil zeigten sich bei erhaltener Tag-Nacht-Rhythmik nächtliche hypotensive Phasen bis 45 mmHg diastolisch. Aus diesem Grund ist am LA eine ergänzende lokale Therapie mit einem β-Blocker oder einem zentral wirkenden α-2-Agonisten nicht sinnvoll, da sie zu einer weiteren unerwünschten Blutdrucksenkung führen und dadurch die ohnehin schon ungünstigen nächtlichen Hypotensionen verstärken können.

Als Therapieansatz ist eine weitere Argonlasertrabekuloplastik geplant. Sollte dieses nicht ausreichen, wäre eine Zyklophotokoagulation eine sinnvolle Ergänzung. Der Patientin wurde empfohlen, mit dem Blutspenden aufzuhören, da mit der Blutentnahme eine weitere Blutdrucksenkung ausgelöst werden kann, die für die Mikrozirkulation am Sehnerv ungünstig wäre.

2.6   Fall 14

2.6.1 Anamnese, Befund

- Patientin, 59 Jahre
- Überweisung: zentrale Fixationsbedrohung durch Progredienz des Gesichtsfeldschadens am RA
- Erstdiagnose primäres Offenwinkelglaukom 1990
- Augendruck bei Erstvorstellung:
  - RA: 14 mmHg (+1 mmHg Hornhautkorrektur)
  - LA: 12 mmHg (+1 mmHg Hornhautkorrektur)
- Papille:
  - RA: CDR = 1,0
  - LA: CDR = 0,9
- Visus:
  - RA: s.c. 0,6
  - LA: s.c. 1,0
- Allgemeinerkrankungen:
  - arterielle Hypertonie
  - Tinnitus
  - Gastritis
  - Schilddrüsenadenom
  - Zustand nach Appendektomie
- bisherige Augenoperationen:
  - RA: Zustand nach Goniotrepanation (bei Ausgangsdruckwerten um 26 mmHg)
- derzeitige Therapie: keine bei genereller Tropfenunverträglichkeit (auch der konservierungsmittelfreien Präparate)

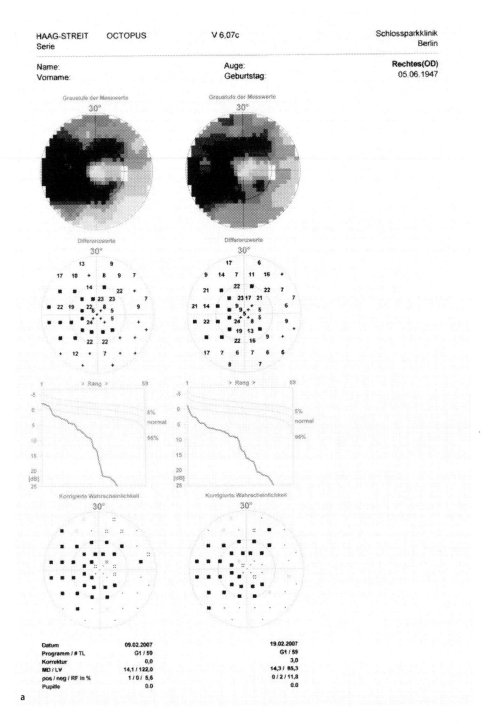

Abb. 2.7a,b. In der achromatische Perimetrie (Octopus 311, G1) zeigte sich vor der Operation (**a**) eine Gesichts-feldverschlechterung, die nach der Operation deutlich zurückging (**b**, links). Im weiteren Verlauf kam es jedoch wieder zu einer Skotomprogression trotz Augendruckwerte am RA ≤15 mmHg

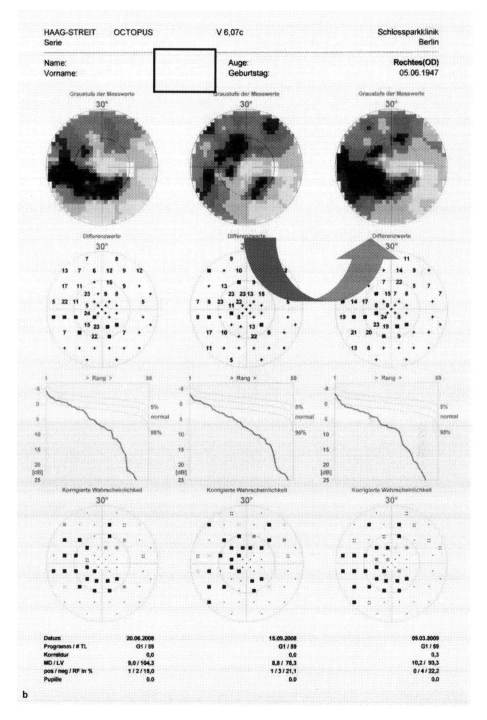

b

⊕ **Abb. 2.7a,b.** In der achromatische Perimetrie (Octopus 311, G1) zeigte sich vor der Operation (**a**) eine Gesichts-
feldverschlechterung, die nach der Operation deutlich zurückging (**b**, links). Im weiteren Verlauf kam es jedoch
wieder zu einer Skotomprogression trotz Augendruckwerte am RA ≤15 mmHg

2.6.2 Diskussion

Im Rahmen der Kontrollen zeigte sich am RA trotz guter Druckwerte ≤15 mmHg und kleiner Tagesdruckschwankung von 3 mmHg eine Progredienz der Skotome, die vor allem das zentrale Sehen bedrohen. In der 24-Stunden-Blutdruckanalyse zeigten sich unter der antihypertensiven Therapie mit Angiotensin-1-Antagonisten keine weiteren behandlungsbedürftigen Blutdruckwerte, alle Laborwerte waren im Normbereich. In Zusammenarbeit mit dem Hausarzt der Patientin ist eine systemische Therapie mit Memantine geplant, um der weiteren Progredienz entgegenzuwirken. Dabei wird die Skotomprogression als ein fortschreitender, autonomer Prozess eingestuft, der nun augeninnendruckunabhängig im Rahmen der Freisetzung toxischer Substanzen bei Untergang von retinalen Ganglienzellen eingeleitet wird und durch eine weitere Augeninnendrucksenkung nicht mehr aufgehalten werden kann. Memantine ist ein NMDA-Glutamat-Rezeptorantagonist, der den intrazellulären Kalziumhaushalt der Zellen normalisiert und damit versucht, intrazellulär ein biochemisches Gleichgewicht zu erreichen.

2.7   Fall 15

2.7.1   Anamnese, Befund

- Patient, 59 Jahre
- Überweisung: Augendruckentgleisung am RA
- Erstdiagnose primäres Offenwinkelglaukom 2008
- Augendruck bei Erstvorstellung:
  - RA: 33 mmHg (+1 mmHg Hornhautkorrektur)
  - LA: 15 mmHg (+1 mmHg Hornhautkorrektur)
- Papille:
  - RA: CDR = 0,8
  - LA: CDR = 0,8
- Visus:
  - RA: s.c. 0,6
  - LA: s.c. 1,0
- Allgemeinerkrankungen:
  - arterielle Hypertonie
  - Diabetes mellitus Typ 2
  - Zustand nach Hörsturz
  - Tinnitus
  - Leberfunktionsstörung
- bisherige Augenoperationen RA:
  - Zustand nach Phakoemulsifikation und Implantation einer Hinterkammerlinse
  - Zustand nach Amotio retinae
  - Zustand nach Cerclage
  - Zustand nach Pars-plana-Vitrektomie
- derzeitige Therapie RA:
  - Dorzolamid/Timolol S 2-mal/Tag
  - Tafluprost sine 1-mal/Tag
- derzeitige Therapie allgemein
  - Azetazolamid 3-mal/Tag
  - Kaliumchlorid Brausetablette 1-mal/Tag

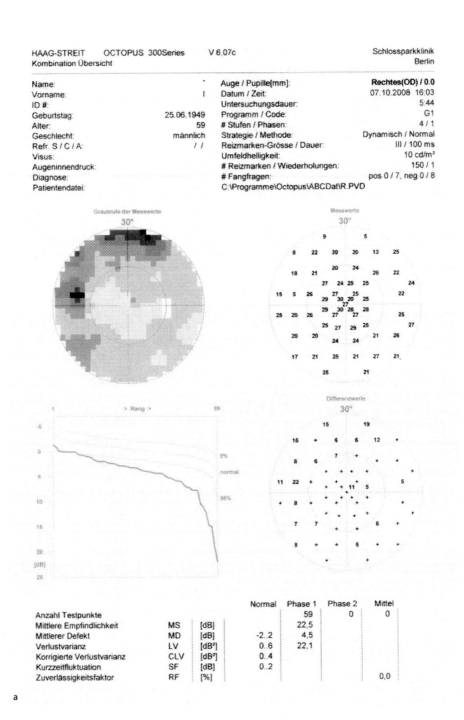

Abb. 2.8a,b. In der achromatische Perimetrie (Octopus 311, G1) erkennt man den deutlich stärkeren Gesichtsfeldschaden am RA (**a**) als am LA (**b**)

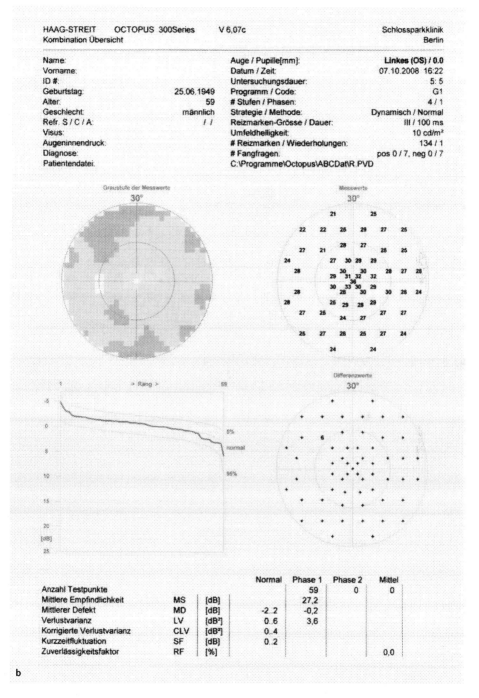

HAAG-STREIT   OCTOPUS 300Series   V 6,07c   Schlossparkklinik
Kombination Übersicht   Berlin

Name:		Auge / Pupille[mm]:	**Linkes (OS) / 0.0**
Vorname:		Datum / Zeit:	07.10.2008 16:22
ID #:		Untersuchungsdauer:	5: 5
Geburtstag:	25.06.1949	Programm / Code:	G1
Alter:	59	# Stufen / Phasen:	4 / 1
Geschlecht:	männlich	Strategie / Methode:	Dynamisch / Normal
Refr. S / C / A:	/ /	Reizmarken-Grösse / Dauer:	III / 100 ms
Visus:		Umfeldhelligkeit:	10 cd/m²
Augeninnendruck:		# Reizmarken / Wiederholungen:	134 / 1
Diagnose:		# Fangfragen:	pos 0 / 7, neg 0 / 7
Patientendatei:		C:\Programme\Octopus\ABCDat\R.PVD	

	Normal	Phase 1	Phase 2	Mittel
Anzahl Testpunkte		59	0	0
Mittlere Empfindlichkeit	MS	[dB]		27,2		
Mittlerer Defekt	MD	[dB]	-2..2	-0,2		
Verlustvarianz	LV	[dB²]	0.6	3,6		
Korrigierte Verlustvarianz	CLV	[dB²]	0..4			
Kurzzeitfluktuation	SF	[dB]	0.2			
Zuverlässigkeitsfaktor	RF	[%]				0,0

b

⬛ **Abb. 2.8a,b.** In der achromatische Perimetrie (Octopus 311, G1) erkennt man den deutlich stärkeren Gesichtsfeldschaden am RA (**a**) als am LA (**b**)

2.7.2 Diskussion

Aufgrund des hohen Augeninnendrucks am RA wurde eine gedeckte Goniotrepanation mit MMC trotz ungünstiger Bindehautverhältnisse und vorliegender Cerclage durchgeführt. In der Nachbeobachtungszeit kam es zu zweimaligen Sickerkissenvernarbungen mit erneuten Druckwerten >30 mmHg, die jeweils mit einem Needling mit MMC behandelt wurden. Bei der neu aufgetretenen Druckentgleisung bis 34 mmHg zeigte sich das Auge mit einer massiven Bindehautrötung, einer stark vernarbten Bindehaut und einer beginnenden Rubeosis iridis mit zunehmender Tendenz. Zur Drucksenkung führten wir eine Zyklophotokoagulation durch, die bis jetzt zu Druckwerten zwischen 6–10 mmHg führte. Bei Verdacht auf zerebrale Durchblutungsstörungen veranlassten wir ein Kopf-Angio-MRT, das aber unauffällig war. Bei zunehmender Schmerzsymptomatik nahmen wir eine Cerclage-Durchtrennung vor, um einem String-Syndrom entgegenzuwirken. Gleichzeitig gaben wir Bevacizumab in den Glaskörperraum ein. Dadurch erreichten wir eine Schmerzfreiheit sowie den Rückgang der Rubeosis iridis. Als letzter Befund kam es zu einer Einblutung in den hinteren Augenabschnitt, die sich wegen mehrfacher Nachblutungen auch nach 4 Wochen nicht resorbierte. Nach der durchgeführten Pars-plana-Vitrektomie mit Gaseingabe kam es bis jetzt zu einer Befundstabilisierung.

2.8 Fall 16

2.8.1 Anamnese, Befund

- Patientin, 47 Jahre
- Überweisung: nicht regulierbares Sekundärglaukom
- Erstdiagnosen RA/LA:
  - rezidivierende Uveitiden anterior unklarer Genese
  - Sekundärglaukom
  - anamnestisch Zustand nach Neuritis nervi optici
- Augeninnendruck bei Erstvorstellung:
  - RA: 38 mmHg (+1 mmHg Hornhautkorrektur)
  - LA: 22 mmHg (+1 mmHg Hornhautkorrektur)
- Papille:
  - RA: CDR = 0,7–0,8
  - LA: CDR = 0,8
- Visus:
  - RA: c.c. 0,5
  - LA: c.c. 1,2
- Allgemeinerkrankungen:
  - arterielle Hypotonie
  - orthostatische Dysregulation
  - Zustand nach zweimaligem Hörsturz
- bisherige Augenoperationen: keine
- derzeitige Therapie RA/LA:
  - Dorzolamid/Timolol 2-mal/Tag
  - Dipivefrin 0,1% 2-mal/Tag
  - Bimatoprost 1-mal/Tag
- derzeitige Therapie RA:
  - Prednisolonacetat forte 4-mal/Tag

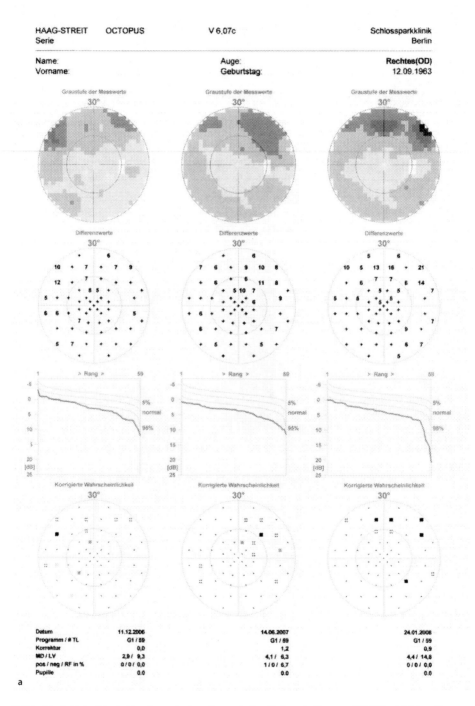

Abb. 2.9a,b. Verlauf der beiden Augen in der achromatischen Perimetrie (Octopus 311, G1) mit leichter Progressionstendenz. **a** Rechtes Auge, **b** linkes Auge

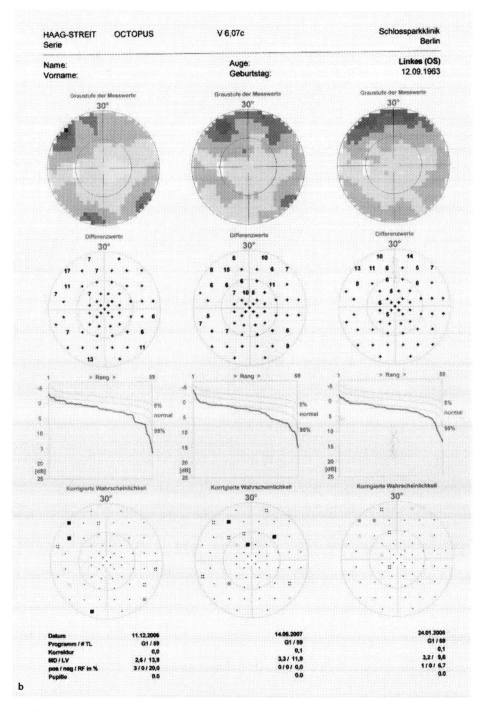

b

◼ Abb. 2.9a,b. Verlauf der beiden Augen in der achromatischen Perimetrie (Octopus 311, G1) mit leichter Progressionstendenz. **a** Rechtes Auge, **b** linkes Auge

2.8.2 Diskussion

In der Abklärung der Uveitis konnte eine Reaktivierung einer latenten Varizella-Zoster-Infektion im Blut sowie im Kammerwasser über eine Vorderkammerpunktion nachgewiesen werden, die zu einer Therapie mit Valtrex führte. Aufgrund eines erhöhten Yersinien-Titers wurde eine Magen-Darm-Spiegelung durchgeführt, die aber unauffällig war. Der Röntgen-Thorax war ohne pathologischen Befund. Aufgrund des anamnestischen Zustandes nach einer Neuritis nervi optici wurde die Patientin zur Liquorpunktion in die Neurologie überwiesen. Der Verdacht auf eine Multiple Sklerose bestätigte sich und eine Therapie mit Azathioprin wurde eingeleitet.

Am RA wurde zuerst eine Zyklophotokoagulation durchgeführt, die vorübergehend zu einem Augendruck von 16 mmHg führte. Nach einem halben Jahr zeigte sich eine quellende Linse mit erneutem Druckanstieg, sodass unter Valtrex-Schutz eine Phakoemulsifikation mit Implantation einer Hinterkammerlinse erfolgte. 3 Wochen postoperativ war ein Aufflammen der Uveitis beobachtbar, die zu einer Pars-plana-Vitrektomie führte. In der Glaskörperprobe konnte kein Keimnachweis geführt werden. Der Augendruck ist derzeit stabil, der Visus allerdings auf 0,2 abgefallen.

Problematisch ist nun das LA. Es entwickelte sich auch hier eine quellende Linse mit deutlicher Abflachung der Vorderkammer, sodass eine periphere Iridektomie als Zwischenlösung angeboten wurde. Nach Bestätigung des geplanten Prozedere durch das Einholen einer Zweitmeinung wurde die periphere Iridektomie problemlos durchgeführt, der Augendruck änderte sich nicht und blieb bei 30 mmHg unter Clonidinhydrochlorid-opthal 3-mal/Tag, Levabunololhydrochlorid 2-mal/Tag, Acetazolamid 2 Tabletten/Tag und einer Kaliumchlorid Brausetablette. Hauptproblem ist die Angst der Patientin um den weiteren Verlauf.

Unser Vorschlag ist weiterhin die Kataraktoperation, da bei flacher Vorderkammer weder eine Lasertrabekuloplastik noch eine fistulierende Operation oder eine alternative glaukomchirurgische Maßnahme (Express-Shunt, 360° Kanaloplastik) sinnvoll bzw. möglich ist.

Patientenserie 17–24

J. Funk

3.1   Fall 17

3.1.1 Anamnese, Befund

- Patient, 54 Jahre
- bei Erstvorstellung: IOD rechts 35 mmHg, links 45 mmHg
- beide Papillen randständig exkaviert
- beidseits weit fortgeschrittene, zentrumsnahe Gesichtsfeldausfälle

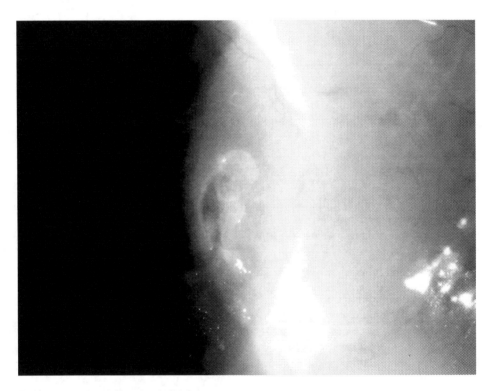

 Abb. 3.1. Hornhautdelle nach Trabekulektomie

3.1.2 Diskussion

Wegen weit fortgeschrittener Ausfälle bei hohen Ausgangsdruckwerten wurde primär eine Trabekulektomie durchgeführt, zunächst am schlechteren linken Auge. 4 Wochen postoperativ IOD 8 mmHg, Visus wie präoperativ 0,5, d. h. eigentlich ein sehr gutes Resultat, aber: Der Patient entwickelte in Folge des Sickerkissens eine tiefe Delle temporal (◙ Abb. 3.1)

Deshalb: Hochfrequenzdiathermie im Bereich der prominenten Bindehaut neben der Delle, danach deutliche Befundbesserung.

Endergebnis: IOD beidseits 9 mmHg (Partnerauge inzwischen auch operiert), Visus beidseits wie präoperativ, Patient subjektiv beschwerdefrei.

3.2 Fall 18

3.2.1 Anamnese, Befund

- Patient, 60 Jahre
- seit 5 Jahren in regelmäßiger Kontrolle wegen okulärer Hypertension (IOD beidseits ca. 25 mmHg), gute Compliance
- Papille und Gesichtsfeld stets als normal befundet

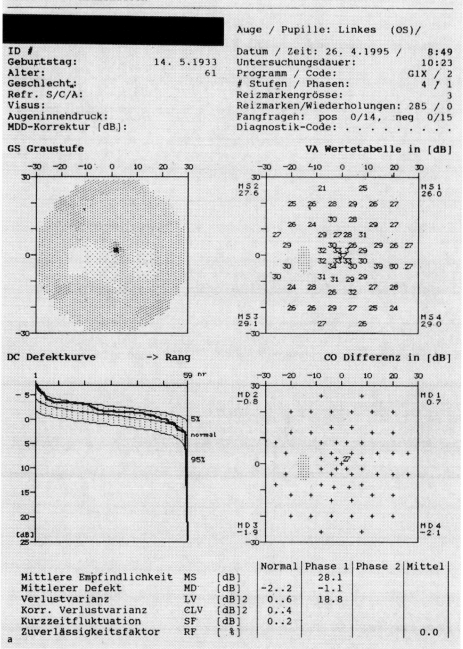

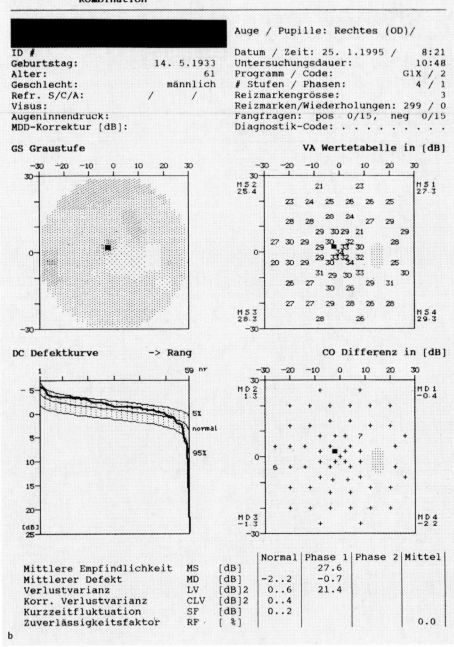

Interzeaq OCTOPUS 1-2-3 V 9.07
           Kombination

ID #   Auge / Pupille: Rechtes (OD)/
Geburtstag: 14. 5.1933   Datum / Zeit: 25. 1.1995 /   8:21
Alter: 61   Untersuchungsdauer: 10:48
Geschlecht: männlich   Programm / Code: G1X / 2
Refr. S/C/A: /   /   # Stufen / Phasen: 4 / 1
Visus: Reizmarkengrösse: 3
Augeninnendruck: Reizmarken/Wiederholungen: 299 / 0
MDD-Korrektur [dB]:   Fangfragen: pos 0/15, neg 0/15
                                        Diagnostik-Code: . . . .

GS Graustufe   VA Wertetabelle in [dB]

DC Defektkurve   -> Rang   CO Differenz in [dB]

		Normal	Phase 1	Phase 2	Mittel
Mittlere Empfindlichkeit	MS	[dB]		27.6		
Mittlerer Defekt	MD	[dB]	-2..2	-0.7		
Verlustvarianz	LV	[dB]2	0..6	21.4		
Korr. Verlustvarianz	CLV	[dB]2	0..4			
Kurzzeitfluktuation	SF	[dB]	0..2			
Zuverlässigkeitsfaktor	RF	[%]				0.0

b

🞗 **Abb. 3.2a,b.** Unklarer Gesichtsfeldausfall bei OHT. **a** Linkes Auge, **b** rechtes Auge

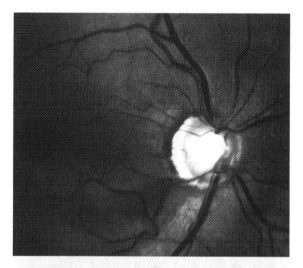

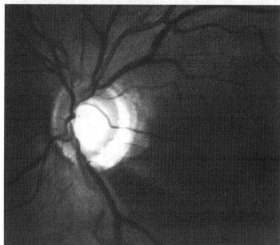

◨ **Abb. 3.3.** Nervenfaserdefekt, korrespondierend zu den Gesichtsfeldausfällen

3.2.2 Diskussion

Bei diesem Patienten fanden die ungewöhnlichen Gesichtsfeldausfälle nicht nur ein anatomisches Korrelat in der Nervenfaserschicht. Sie waren zudem in einer 10-Grad-Perimetrie reproduzierbar, dabei natürlich nicht nur als Einzelpunktdefekt.

Man muss hier also eindeutig von einer Konversion der OHT zum manifesten Glaukom ausgehen. Eine drucksenkende Therapie ist zwingend notwendig (inzwischen wurde sogar beidseits eine Trabekulektomie vorgenommen). Es mag darüber spekuliert werden, ob der Nervenfaserbündeldefekt bereits bei einer früheren Kontrolle vorhanden war, aber übersehen wurde.

3.3   Fall 19

3.3.1 Anamnese, Befund

- Patientin, 39 Jahre
- Erstdiagnose eines »Normaldruckglaukoms«
- IOD ohne Therapie nie über 17 mmHg
- Papille glaukomatös
- Gesichtsfeld »grenzwertig«
- Risikofaktor nächtlicher RR-Abfall >20%

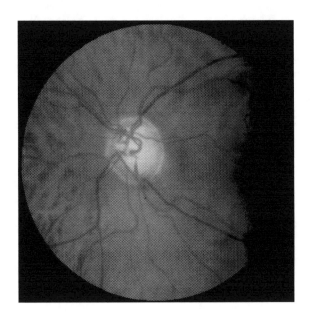

⚙ **Abb. 3.4.** Glaukomatöse Papille bei
normalem IOD

3.3.2 Diskussion

Im Allgemeinen sagt man, dass aufgrund der Ergebnisse der Normal Tension Glaucoma Study [1, 2] auch bei einem Glaukom mit statistisch normalen Ausgangsdruckwerten eine ca. 30%-ige Drucksenkung anzustreben sei. Deshalb ist es sicher gerechtfertigt, hier eine medikamentöse Drucksenkung zu starten. In diesem speziellen Fall verträgt die Patientin aber überhaupt keine drucksenkenden Medikamente. Somit bleiben 2 Alternativen:

- invasiv den Augendruck senken (Trabekulektomie mit MMC)
- abwarten (evtl. mit flankierenden Maßnahmen zur »Durchblutungsförderung«) und regelmäßig kontrollieren

Abwarten ist trotz der NTGS weiterhin gerechtfertigt. Schließlich hatte diese Studie als Einschlusskriterium *progrediente* oder *zentrumsbedrohende* Glaukome. Beides liegt bei dieser Patientin nicht vor.

3.4   Fall 20

3.4.1 Anamnese, Befund

- Patientin, 2 Jahre
- Erstdiagnose »einseitige congenitale Katarakt« 3 Monate nach Geburt
- Lentektomie eine Woche später
- 3 Monate nach Lentektomie erstmals Sekundärglaukom
- nach 3-maliger transskleraler Zyklophotokoagulation IOD immer noch bis 35 mmHg
- deshalb Entschluss zur endoskopischen Zyklophotokoagulation

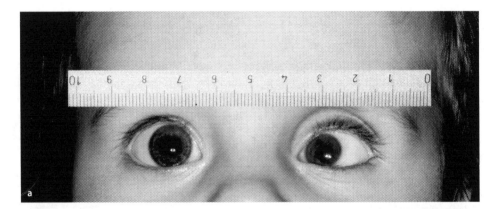

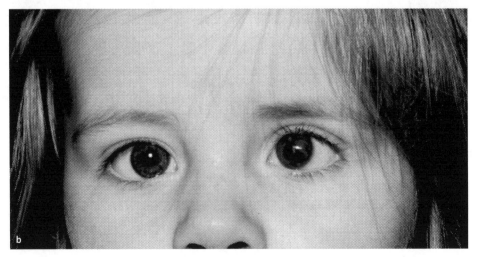

◎ **Abb. 3.5. a** Bulbushypotonie nach endoskopischer Zyklophotokoagulation, **b** nach Wiederherstellung der Normotonie

3.4.2 Diskussion

Die endoskopische Variante der Zyklophotokoagulation (ECP) ist vor allem in den USA recht verbreitet. Sie hat gegenüber der transskleralen Variante einige klare Vorteile:
- Die Effekte können sehr präzise lokalisiert werden.
- Die applizierte Energie kann sehr genau dosiert werden.

Diesen Vorteilen stehen einige Nachteile gegenüber:
- Der Eingriff ist praktisch nur bei aphaken oder pseudophaken Augen möglich.
- Ernste Komplikationen, z. B. die Hypotonie, sind häufiger.

Im vorliegenden Fall hatte die Hypotonie bereits zu einer kosmetisch auffallenden Bulbusverkleinerung geführt. Zum Glück ließ sich diese durch eine einmalige intraokulare Injektion von Triamcinolon und einem Viskoelastikum durchbrechen.

3.5   Fall 21

3.5.1 Anamnese, Befund

- Patient, 59 Jahre
- bekanntes Pigmentdispersionssyndrom, von niedergelassenem Kollegen über 8 Jahre mit Iridotomie, Lasertrabekuloplastik und lokaler Medikation ausreichend eingestellt
- 2007 dann Druckdekompensation und Planung einer Trabekulektomie; zuvor sicherheitshalber Gonioskopie

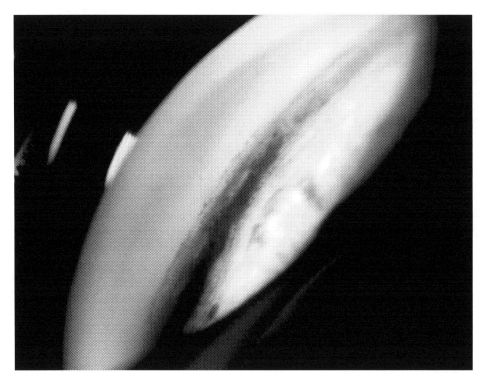

◙ **Abb. 3.6.** Irismelanom?

3.5.2 Diskussion

Eine »eindeutig richtige« Vorgehensweise für diese Konstellation wurde bisher (noch) nicht gefunden. Einige »Schulen« halten einen bulbuseröffnenden Eingriff bei gleichzeitigem Verdacht auf einen malignen intraokularen Tumor für streng kontraindiziert. Andere sehen das weniger streng, erst recht, wenn es sich um einen Iristumor handelt, bei dem die Diagnose Melanom nicht ganz sicher feststeht und bei dem, selbst wenn es ein Melanom wäre, die Metastasierungsgefahr sehr gering ist.

Die transsklerale Zyklophotokoagulation wäre hier sicher eine gute Option. Sie blieb aber trotz Wiederholung erfolglos. Aktuell ist der Druck nach Phakoemulsifikation plus Excimerlasertrabekulotomie mit maximaler medikamentöser Therapie akzeptabel eingestellt. Die Entscheidung »Trabekulektomie oder nicht« ist somit zumindest vorerst aufgeschoben.

3.6   Fall 22

3.6.1 Anamnese, Befund

▧ Patient, 6 Jahre
▧ den Eltern sei seit Geburt vermehrte Blendempfindlichkeit aufgefallen, deshalb Untersuchung bei niedergelassenem Augenarzt
▧ IOD beidseits 20 mmHg
▧ Großvater Glaukom
▧ »auffällige Papillen«

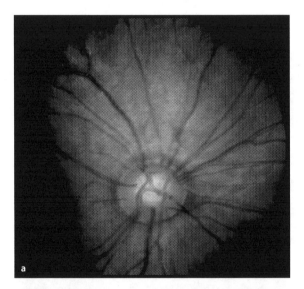

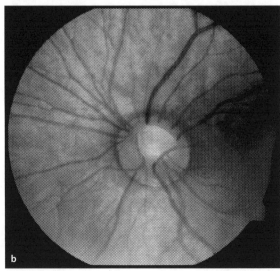

⬢ **Abb. 3.7. a** Rechtes Auge, **b** linkes Auge

3.6.2 Diskussion

Bei Erstvorstellung im UniversitätsSpital Zürich konnten noch folgende ergänzende Befunde hinzugefügt werden:

- HH-Durchmesser rechts 12 mm, links 11 mm
- IOD rechts 21–23 mmHg, links 21–22 mmHg,
- Achsenlänge rechts 21,6 mm, links 21,2 mm, minimale Zunahme im Verlauf
- unauffällige Vorderabschnitte, insbesondere keine Haab-Linien

Hier liegt also ein Zusammentreffen mehrerer grenzwertiger Befunde vor, sodass die Entscheidung »Glaukom: ja oder nein« zurzeit noch nicht sicher gefällt werden kann. Regelmäßige Verlaufskontrollen sind notwendig, auf eine drucksenkende Therapie kann noch verzichtet werden.

3.7   Fall 23

3.7.1   Anamnese, Befund

- Patientin, 93 Jahre
- seit vielen Jahren bekanntes Pseudoexfoliationsglaukom
- rechts Glaucoma absolutum
- links aktuell medikamentös gut eingestellt
- Vorstellung wegen plötzlicher Sehverschlechterung am linken, einzigen Auge

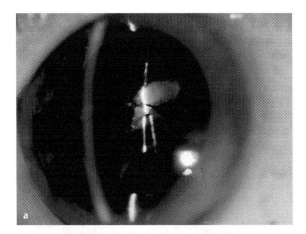

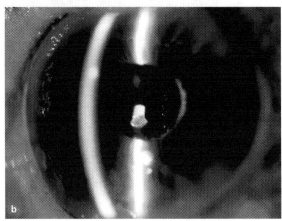

◙ **Abb. 3.8. a** Mehrere Jahre postoperativ luxierte IOL bei PEX, **b** dieselbe Linse wie links nach transskleraler Refixation

3.7.2 Diskussion

Eine Luxation der Hinterkammerlinse mehrere Jahre nach dem ursprünglichen Eingriff sieht man inzwischen bei Patienten mit PEX immer häufiger. Es scheint naheliegend zu sein, in dieser Situation die Linse zu explantieren und durch eine neue zu ersetzen, sei es durch eine irisfixierte Vorderkammerlinse oder durch eine transskleral eingenähte Hinterkammerlinse. Beides sind jedoch relativ große Eingriffe mit vorderer Vitrektomie und einer mehrere Millimeter langen Bulbuseröffnung. Wir bevorzugen daher seit einiger Zeit die transsklerale Refixation der luxierten Linse durch eine Nahtführung in McCannel-Technik. Diese Vorgehensweise ist wesentlich schonender, benötigt sie doch nur eine kleine Diszision und einen einzelnen transskleralen Nadelstich.

3.8 Fall 24

3.8.1 Anamnese, Befund

- Patientin, 64 Jahre
- seit mindestens 30 Jahren Glaukom bekannt
- linkes Auge deswegen erblindet
- beide Augen 1982 operiert (Trabekulektomie)
- jetzt notfallmäßige Vorstellung wegen akuter Rötung und Schmerzen am rechten, einzigen Auge

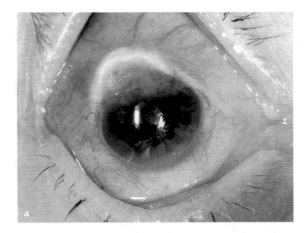

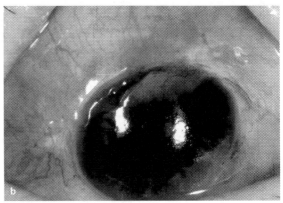

⚙ **Abb. 3.9. a** Filterkisseninfektion 27 Jahre nach der ursprünglichen Operation, **b** dasselbe Auge nach Behandlung mit Antibiotika und Ausschneidung der infizierten Bindehaut

3.8.2 Diskussion

Eine Filterkisseninfektion (Blebitis) kann auch 27 Jahre nach der ursprünglichen Operation noch auftreten. Sie ist immer ein akuter Notfall. Solange die Infektion auf die Bindehaut beschränkt bleibt und das Augeninnere nicht beteiligt ist, bleibt die Prognose relativ günstig. Erforderlich ist eine sehr intensive antibiotische Therapie, vor Resistenzbestimmung möglichst breitbasig, nach Resistenzbestimmung möglichst gezielt. Die Exzision der infizierten Bindehaut und Deckung durch frisches Gewebe erleichtert den Heilungsprozess.

Greift die Filterkisseninfektion auf das Augeninnere über, kann es zu einer fulminanten Endophthalmitis kommen, die schließlich mit einer Enukleation endet.

Literatur

[1] Collaborative Normal-Tension Glaucoma Study Group (1998) Comparison of glaucomatous progression between untreated patients with normal-tension glaucoma and patients with therapeutically reduced intraocular pressures. Am J Ophthalmol 126(4):487-497
[2] Collaborative Normal-Tension Glaucoma Study Group (1998) The effectiveness of intraocular pressure reduction in the treatment of normal-tension glaucoma. Am J Ophthalmol 126(4):498-505

Patientenserie 25–32

C. P. Jonescu-Cuypers

4.1   Fall 25

4.1.1   Anamnese, Befund

- Patient, 39 Jahre
- Familienanamnese Glaukom
- Erstzuweisung mit der Bitte um Kataraktoperation
- Diagnose: Buphthalmus, hohe Myopie, Z. n. mehrfacher drucksenkender OP im Klein-kindalter
- anamnestisch letzter drucksenkender Eingriff mehr als 35 Jahre zurückliegend, seitdem sei der IOD immer konstant im Normbereich gewesen, links unter Monotherapie
- die Hornhaut zeigt Haab-Leisten, ist bereits teilweise eingetrübt und etwas dünner als die Norm: CCT: RA 474 μm; LA: 456 μm (◘ Abb. 4.1)
- Grund der Vorstellung: subjektiv störende Katarakt am LA, welches jedoch amblyop ist
- Visus: RA 0,5; LA HBW
- Tensio: RA 14 mmHg; LA 12 mmHg
- Therapie: R keine; L Pilo POS 2% (2-mal täglich)
- 30°-GF LA nur noch Rest-GF
- Fundus: myope Papillenkonfiguration links mehr als rechts
- 2 Wochen postoperativ nach erfolgreicher ambulanter Kataraktoperation Druckdekompensation und Erstvorstellung in der Glaukomsprechstunde
- Anfangstherapie: Pilo AT 3-mal täglich, Brimonidin AT 3-mal täglich)
- IOD LA: wechselhaft >35 mmHg; die Tagesdruckkurve zeigt über 6 Wochen keine ausreichende Reaktion auf alle bekannten lokalen Antiglaukomatosa (◘ Abb. 4.2)
- zusätzliche systemische Therapie mit Acetazolamid 3-mal 250 mg täglich zeigt ebenfalls kaum Wirkung
- 4 Zyklophotokoagulationen folgen im Laufe des ersten Halbjahres
- danach IOD am LA für nahezu ein weiteres Halbjahr konstant um 15 mmHg mit 2-facher Lokaltherapie ohne Konservierungsstoffe
- danach erneute Dekompensation mit IOD links >40 mmHg
- maximale lokale Vierfachtherapie und 4-mal 250 mg Tabletten Azetazolamid erreichen nur noch sporadisch IOD unter 20 mmHg; Entscheidung zur TE mit MMC bei noch beweglicher Bindehaut trotz perilimbaler Narben nach multipler Chirurgie
- 10 Tage lang gute Druckwerte, dann plötzliche nächtliche Druckentlastung mit chorioidaler Amotio und »kissing choroids« (◘ Abb. 4.3)
- Druckdekompensation nach unten mündet nach mehreren Wochen nach dem Rückgang der AH-Amotio in eine NH-Amotio, welche mit dem Ziel des Bulbuserhaltes netzhautchirurgisch versorgt wird (ppV, Silikonöl, Cerclage)
- Patient ist anschließend sehr zufrieden, da er keine Schmerzen mehr empfindet, Visus defekte Lichtscheinprojektion.
- Erneute Vorstellung mit der Frage der Kataraktoperation am RA, dem Oculus melior. Visus am RA 0,2 p, deutliche GF-Einschränkung, Patient berichtet, er fährt noch Auto!

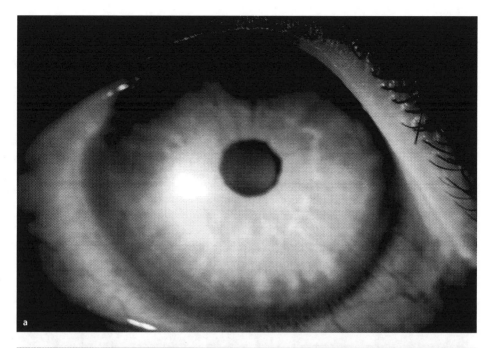

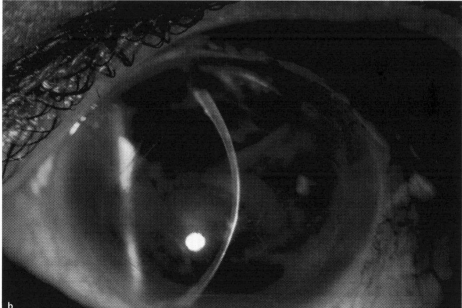

⬚ Abb. 4.1a,b. Die Hornhaut des amblyopen linken Auges zeigt deutliche Haab-Leisten

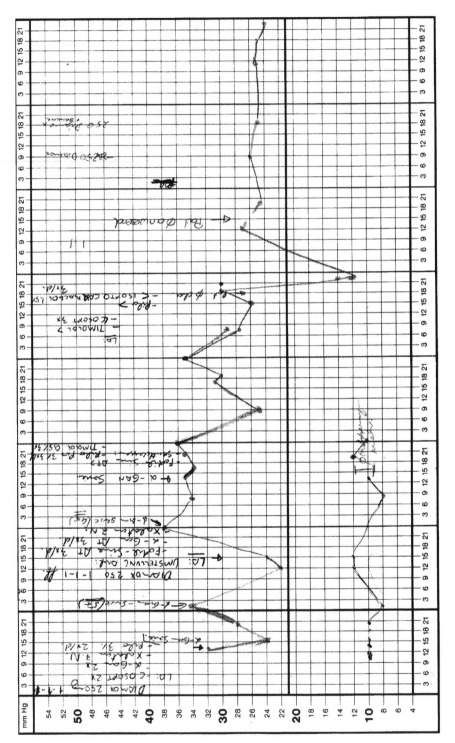

Abb. 4.2. Die Tagesdruckkurve zeigt über mehrere Wochen keine ausreichende Reaktion auf lokale Antiglaukomatosa

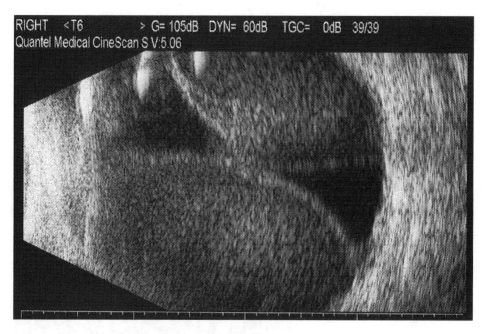

RIGHT   <T6   > G= 105dB DYN= 60dB   TGC=   0dB   39/39
Quantel Medical CineScan S V:5.06

◨ **Abb. 4.3.** Chorioidale Amotio und »kissing choroids«

4.1.2 Diskussion

Trotz der Vorgeschichte am Partnerauge besteht Konsens darüber, dass der Patient eine Verbesserung seiner Lebenssituation nur über eine entsprechende Kataraktoperation erzielen kann. Diese verläuft komplikationslos, der Visus postoperativ beträgt 0,7 und das GF ist ausreichend zum Führen eines Kfz.

4.2   Fall 26

4.2.1 Anamnese, Befund

- Patientin, 7 Jahre
- Erstzuweisung Glaukomverdacht, DD: Makropapille
- ophthalmologisch bisher unauffällig. Zufallsbefund bei positiver Familinanamnese (Vater)
- Allgemeinanamnese unauffällig
- Therapie: keine
- Visus: R/L 1,0
- Tensio: initial kein Befund, anamnestisch RA 12 mmHg, LA 12 mmHg
- Vorderabschnitt beidseits reizfrei, regelrecht altersentsprechend
- Papille ohne eindeutige Abweichungen von der ISNT-Regel (◘ Abb. 4.4)
- Papillenfläche: RA 1,78 mm²; LA 1,83 mm²
- HRT zeigt eine Konfiguration außerhalb der Norm
- Die Follow-up-Untersuchungen weisen auf eine deutliche Verschlechterung der linken Papille hin.

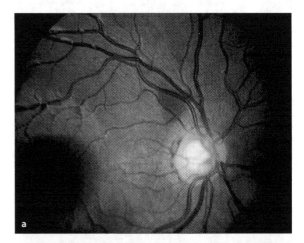

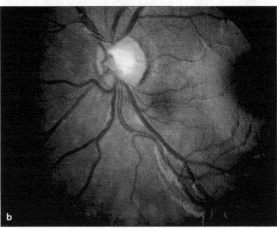

◘ **Abb. 4.4a,b.** Fundusphoto mit regelrechter Papillenkonfiguration

- Die GF-Untersuchung ist relativ unzuverlässig. Die Befunde missverständlich.
- Im TTP mit Goldmann zeigt sich bei reduzierter Kooperation ein im Mittel normwertiger Befund (■ Abb. 4.5).
- Rechtfertigen die bisherigen Erkenntnisse eine therapeutische Intervention?
- Im gleichen Zeitraum der vermeintlichen Verschlechterung zeigt ein alternativer HRT-Ausdruck keine Progredienz (■ Abb. 4.6).
- Auch das GDx (»nerve fiber analyzer«) zeigt keine nennenswerten Ausfälle.
- Im neueren GF bei verbesserter Mitarbeit sind die Ausfälle nicht mehr in der gleichen Form erkennbar (■ Abb. 4.7).
- Zudem ist erstmalig eine FDT ebenfalls unauffällig.

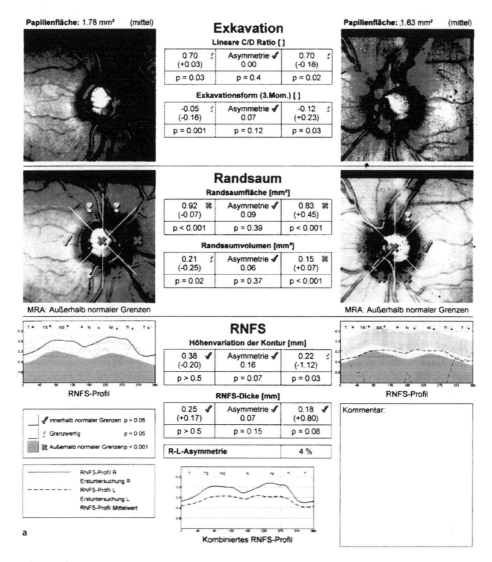

■ Abb. 4.5. a Fragliche Verschlechterung im HRT

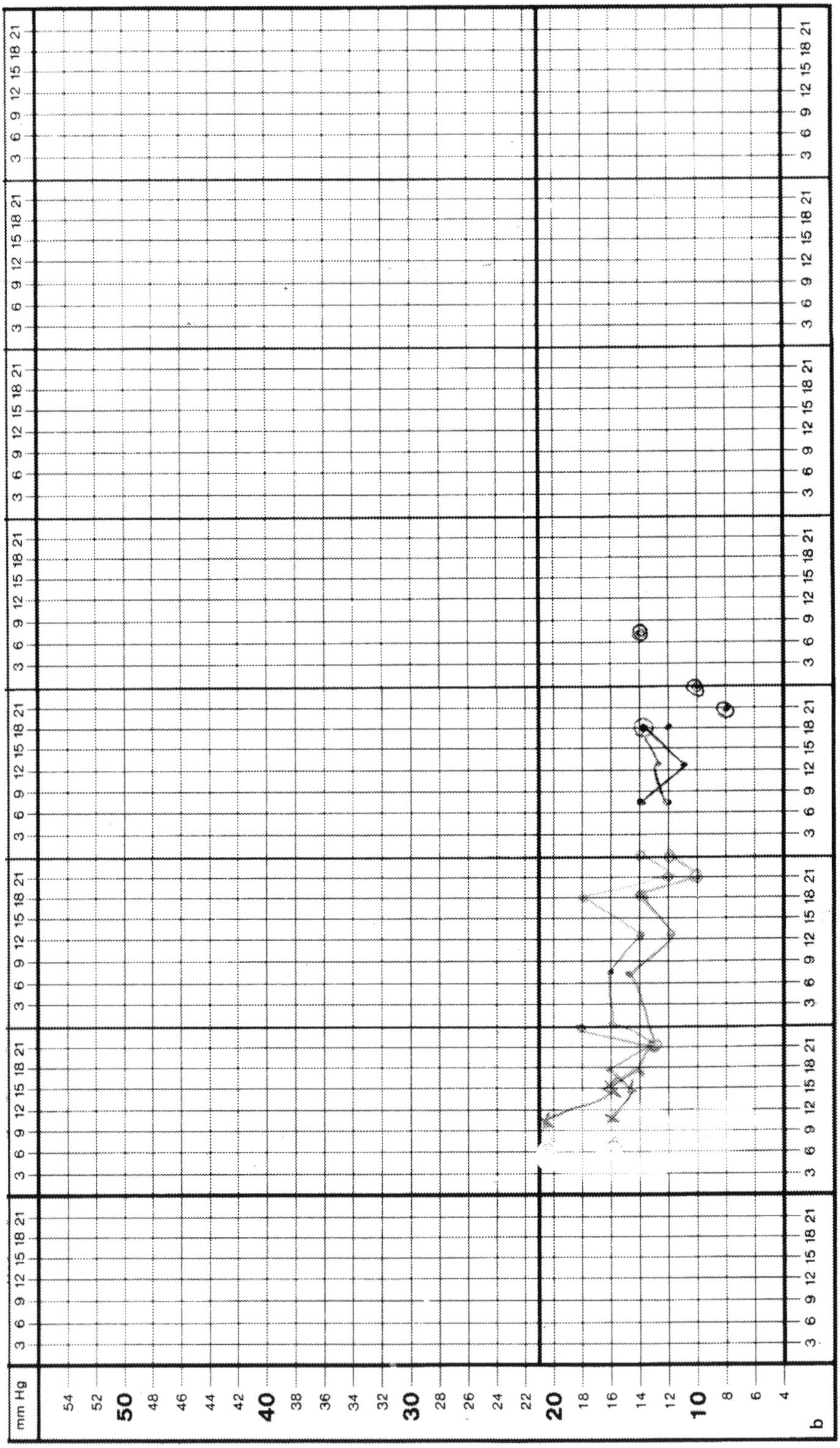

□ **Abb. 4.5. b** TTP-Kurve mit IOD im Normbereich

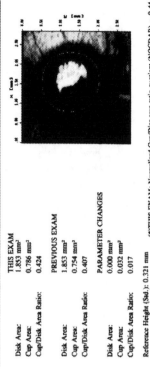

	THIS EXAM
Disk Area:	2.039 mm²
Cup Area:	0.839 mm²
Cup/Disk Area Ratio:	0.412

	PREVIOUS EXAM
Disk Area:	2.039 mm²
Cup Area:	0.750 mm²
Cup/Disk Area Ratio:	0.368

	PARAMETER CHANGES
Disk Area:	0.000 mm²
Cup Area:	0.089 mm²
Cup/Disk Area Ratio:	0.044

Reference Height (Std.): 0.406 mm

(*)THIS EXAM: Normalised Cup/Disc area ratio quotient (NOCDAR) = 0.41
(*)PREV EXAM: Normalised Cup/Disc area ratio quotient (NOCDAR) = 0.37

(*) Classification based on statistics; diagnosis is physician's responsibility.
This analysis is based on the classification of Bartz-Schmidt and Jonescu-Cuypers.
Bartz-Schmidt et al., Graefe's Arch Clin Exp Ophthalmol 234:227-31, 1996; Antwophelomekevs et al., J. Glaucoma 5:79-90, 1996

Beurteilung:
Der normalisierte Cup/Disc Flaechenquotient(NOCDAR) betraegt 0.41.
Der Wert befindet sich unterhalb der 95. Perzentile des Normkollektivs, somit im Normbereich.
Die relative Randsaumreserve betraegt 12.76%.

Im Vergleich zum Vorbefund zeigt sich keine Zunahme des normalisierten Cup/Disc Flaechenquotienten ueber der geraetebedingten Schwankungsbreite. Biomorphometrisch besteht daher derzeit kein Hinweis auf eine Progredienz. Eine Verlaufskontrolle ist empfehlenswert.

Achtung!
Dieser Befund erfolgt automatisch. Die endgueltige Beurteilung obliegt dem klinisch behandelnden Arzt.
Dieser Ausdruck gilt nur fuer Untersuchungen der Papille. Fuer Makulauntersuchungen gilt weiterhin der Standardausdruck.

	THIS EXAM
Disk Area:	1.853 mm²
Cup Area:	0.786 mm²
Cup/Disk Area Ratio:	0.424

	PREVIOUS EXAM
Disk Area:	1.853 mm²
Cup Area:	0.754 mm²
Cup/Disk Area Ratio:	0.407

	PARAMETER CHANGES
Disk Area:	0.000 mm²
Cup Area:	0.032 mm²
Cup/Disk Area Ratio:	0.017

Reference Height (Std.): 0.321 mm

(*)THIS EXAM: Normalised Cup/Disc area ratio quotient (NOCDAR) = 0.44
(*)PREV EXAM: Normalised Cup/Disc area ratio quotient (NOCDAR) = 0.43

(*) Classification based on statistics; diagnosis is physician's responsibility.
This analysis is based on the classification of Bartz-Schmidt and Jonescu-Cuypers.
Bartz-Schmidt et al., Graefe's Arch Clin Exp Ophthalmol 234:227-31, 1996; Antwophelomekevs et al., J. Glaucoma 5:79-90, 1996

Beurteilung:
Der normalisierte Cup/Disc Flaechenquotient(NOCDAR) betraegt 0.44.
Der Wert befindet sich unterhalb der 95. Perzentile des Normkollektivs, somit im Normbereich.
Die relative Randsaumreserve betraegt 5.52 %.

Im Vergleich zum Vorbefund zeigt sich keine Zunahme des normalisierten Cup/Disc Flaechenquotienten ueber der geraetebedingten Schwankungsbreite. Biomorphometrisch besteht daher derzeit kein Hinweis auf eine Progredienz. Eine Verlaufskontrolle ist empfehlenswert.

Achtung!
Dieser Befund erfolgt automatisch. Die endgueltige Beurteilung obliegt dem klinisch behandelnden Arzt.
Dieser Ausdruck gilt nur fuer Untersuchungen der Papille. Fuer Makulauntersuchungen gilt weiterhin der Standardausdruck.

Abb. 4.6. In einer alternativen HRT-Analyse zeigt sich keine Progredienz

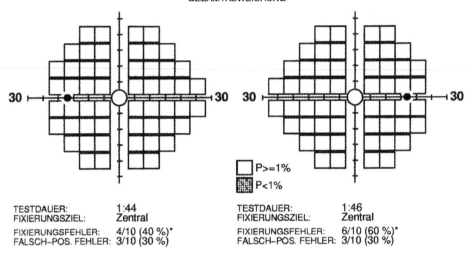

Abb. 4.7. Die FDT-Perimetrie zeigt eine mäßige Mitarbeit

4.2.2 Diskussion

Positive Glaukomanamnese rechtfertigt eine erhöhte Aufmerksamkeit und Kontrollen. Aus Sicht der ophthalmoskopischen Betrachtung, des TTP und der unterschiedlichen biomorphometrischen Analysen ist eine Intensivierung der Diagnostik nicht notwendig. GF-Untersuchung ist aufgrund von möglichen Konzentrationsstörungen angesichts des Alters eher wenig aussichtsreich. Hingegen ist die FDT-Perimetrie gut durchführbar und daher auch in jüngerem Alter empfehlenswert.

4.3 Fall 27

4.3.1 Anamnese, Befund

- Patientin, 5 Jahre, Schwester der vorherigen Patientin
- Erstzuweisung: Glaukomverdacht R/L, DD: Makropapille
- Der Zwillingsbruder ist ophthalmologisch unauffällig.
- Zufallsbefund bei positiver Familienanamnese (Vater, Schwester Glaukomverdacht)
- Allgemeinanamnese unauffällig
- Therapie: keine
- Visus: R/L 1,0
- Tensio: initial in Narkoseuntersuchung 15 mmHg beidseits
- Auswärtige Messung mit dem iCare-Tonometer bis >30 mmHg
- daraufhin Vorschlag einer Monotherapie mit β-Blocker bei eingeschätzter CDR von RA 0,9 und LA 0,7–0,8
- erstmalige Vorstellung in der Glaukomsprechstunde zur Objektivierung des Befundes und zweiter Meinung
- Vorderabschnitte beidseits reizfrei, regelrecht und altersentsprechend
- Papille zeigt ophthalmoskopisch keine eindeutigen Abweichungen von der ISNT-Regel (◘ Abb. 4.8)
- Beurteilung der Morphe zeigt R/L ein Ergebnis außerhalb der Norm (◘ Abb. 4.9)
- Papillenfläche im HRT: RA 2,84 mm^2; LA 2,41 mm^2
- Doch wie zuverlässig ist die Aussage mit dem HRT?
- Im Verlauf wird am LA eine Verschlechterung suggeriert.
- Die Nervernfaserschichtaufnahme zeigt keine nennenswerten Veränderungen (GDx).
- Eine Reevaluation eines anderen Untersuchers mittels HRT und einer gesonderten Untersuchung ergibt 2,6 mm^2; beidseits nach Normalisierung im Normbereich (◘ Abb. 4.10).
- Zur genaueren Beurteilung wurde ein TTP mit Goldmann-Applanationstonometrie durchgeführt. Der IOD ist beidseits gleichmäßig im Normbereich.
- Pachymetrie: RA 528,8 μm; LA 527,3 μm
- Rechtfertigen die gezeigten Veränderungen den Anfang einer medikamentösen Therapie?
- Eine Wiederholung der GF-Untersuchung im 7. Lebensjahr zeigt zwar eine höhere Konzentrationsfähigkeit, aber die konventionelle GF-Untersuchung ist in dieser Altersstufe nur beschränkt verwertbar. Die FDT-Perimetrie zeigt im Gegensatz zur Erstuntersuchung einen schadensfreien Befund (◘ Abb. 4.11).

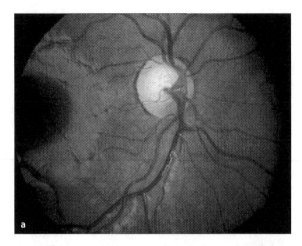

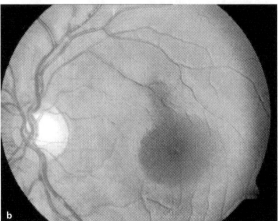

⚙ **Abb. 4.8a,b.** Papille zeigt ophthalmoskopisch keine eindeutigen Abweichungen von der ISNT-Regel

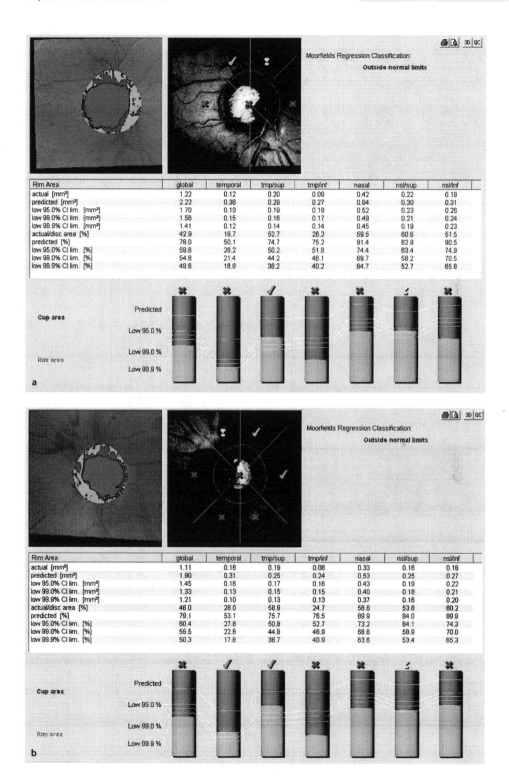

Rim Area	global	temporal	tmp/sup	tmp/inf	nasal	nsl/sup	nsl/inf
actual [mm²]	1.22	0.12	0.20	0.09	0.42	0.22	0.18
predicted [mm²]	2.22	0.36	0.28	0.27	0.64	0.30	0.31
low 95.0% CI lim. [mm²]	1.70	0.19	0.19	0.19	0.52	0.23	0.26
low 99.0% CI lim. [mm²]	1.56	0.15	0.16	0.17	0.49	0.21	0.24
low 99.9% CI lim. [mm²]	1.41	0.12	0.14	0.14	0.45	0.19	0.23
actual/disc area [%]	42.9	18.7	52.7	26.2	59.5	60.6	51.5
predicted [%]	78.0	50.1	74.7	75.2	91.4	82.9	90.5
low 95.0% CI lim. [%]	59.6	28.2	50.2	51.8	74.4	63.4	74.9
low 99.0% CI lim. [%]	54.8	21.4	44.2	46.1	69.7	58.2	70.5
low 99.9% CI lim. [%]	49.6	18.8	38.2	40.2	64.7	52.7	65.8

Rim Area	global	temporal	tmp/sup	tmp/inf	nasal	nsl/sup	nsl/inf
actual [mm²]	1.11	0.16	0.19	0.08	0.33	0.16	0.18
predicted [mm²]	1.90	0.31	0.25	0.24	0.53	0.25	0.27
low 95.0% CI lim. [mm²]	1.45	0.16	0.17	0.16	0.43	0.19	0.22
low 99.0% CI lim. [mm²]	1.33	0.13	0.15	0.15	0.40	0.18	0.21
low 99.9% CI lim. [mm²]	1.21	0.10	0.13	0.13	0.37	0.16	0.20
actual/disc area [%]	46.0	28.0	58.9	24.7	56.6	53.8	60.2
predicted [%]	79.1	53.1	75.7	76.5	89.9	84.0	89.8
low 95.0% CI lim. [%]	60.4	27.8	50.8	52.7	73.2	64.1	74.3
low 99.0% CI lim. [%]	55.5	22.6	44.8	46.9	68.6	58.9	70.0
low 99.9% CI lim. [%]	50.3	17.8	38.7	40.9	63.6	53.4	65.3

☑ **Abb. 4.9a,b.** Das HRT zeigt ein Ergebnis außerhalb der Norm

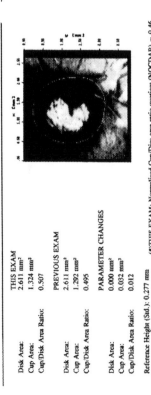

	THIS EXAM
Disk Area:	2.664 mm²
Cup Area:	1.213 mm²
Cup/Disk Area Ratio:	0.455

PREVIOUS EXAM

Disk Area:	2.664 mm²
Cup Area:	1.191 mm²
Cup/Disk Area Ratio:	0.447

PARAMETER CHANGES

Disk Area:	0.000 mm²
Cup Area:	0.022 mm²
Cup/Disk Area Ratio:	0.008

Reference Height (Std.): 0.183 mm

(*)THIS EXAM: Normalised Cup/Disc area ratio quotient (NOCDAR) = 0.40
(*)PREV EXAM: Normalised Cup/Disc area ratio quotient (NOCDAR) = 0.39

(*) Classification based on statistics; diagnosis is physician's responsibility.
This analysis is based on the classification of Bartz-Schmidt and Jonescu-Cuypers
Bartz-Schmidt et al., Graefe's Arch Clin Exp Ophthalmol 234:227-31, 1996; Atanopthalmom et al., J. Glaucoma 5:79-90, 1996

Beurteilung:
Der normalisierte Cup/Disc Flaechenquotient(NOCDAR) betraegt 0.40.
Der Wert befindet sich unterhalb der 95. Perzentile des Normkollektivs, somit im Normbereich.
Die relative Randsaumreserve betraegt 14.82 %

Im Vergleich zum Vorbefund zeigt sich keine Zunahme des normalisierten Cup/Disc Flaechenquotienten ueber der geraetebedingten Schwankungsbreite. Biomorphometrisch besteht daher derzeit kein Hinweis auf eine Progredienz. Eine Verlaufskontrolle ist empfehlenswert.

Achtung!
Dieser Befund erfolgt automatisch. Die endgueltige Beurteilung obliegt dem klinisch behandelnden Arzt.
Dieser Ausdruck gilt nur fuer Untersuchungen der Papille. Fuer Makulauntersuchungen gilt weiterhin der Standardausdruck.

Standard printout of Heidelberg Engineering for HRT-measurements modified for clinical purposes
by the Laboratory of Biomorphometry and Retinal Perfusion Analysis Cologne
Copyright ITRO.org 1998 - 2006

	THIS EXAM
Disk Area:	2.611 mm²
Cup Area:	1.324 mm²
Cup/Disk Area Ratio:	0.507

PREVIOUS EXAM

Disk Area:	2.611 mm²
Cup Area:	1.292 mm²
Cup/Disk Area Ratio:	0.495

PARAMETER CHANGES

Disk Area:	0.000 mm²
Cup Area:	0.032 mm²
Cup/Disk Area Ratio:	0.012

Reference Height (Std.): 0.277 mm

(*)THIS EXAM: Normalised Cup/Disc area ratio quotient (NOCDAR) = 0.46
(*)PREV EXAM: Normalised Cup/Disc area ratio quotient (NOCDAR) = 0.45

(*) Classification based on statistics; diagnosis is physician's responsibility.
This analysis is based on the classification of Bartz-Schmidt and Jonescu-Cuypers
Bartz-Schmidt et al., Graefe's Arch Clin Exp Ophthalmol 234:227-31, 1996; Atanopthalmom et al., J. Glaucoma 5:79-90, 1996

Beurteilung:
Der normalisierte Cup/Disc Flaechenquotient(NOCDAR) betraegt 0.46.
Der Wert befindet sich unterhalb der 95. Perzentile des Normkollektivs, somit im Normbereich.
Die relative Randsaumreserve betraegt 1.95 %

Im Vergleich zum Vorbefund zeigt sich keine Zunahme des normalisierten Cup/Disc Flaechenquotienten ueber der geraetebedingten Schwankungsbreite. Biomorphometrisch besteht daher derzeit kein Hinweis auf eine Progredienz. Eine Verlaufskontrolle ist empfehlenswert.

Achtung!
Dieser Befund erfolgt automatisch. Die endgueltige Beurteilung obliegt dem klinisch behandelnden Arzt.
Dieser Ausdruck gilt nur fuer Untersuchungen der Papille. Fuer Makulauntersuchungen gilt weiterhin der Standardausdruck.

Standard printout of Heidelberg Engineering for HRT-measurements modified for clinical purposes
by the Laboratory of Biomorphometry and Retinal Perfusion Analysis Cologne
Copyright ITRO.org 1998 - 2006

⊠ Abb. 4.10. Alternative HRT-Analyse ergibt nach Normalisierung einen Normbefund

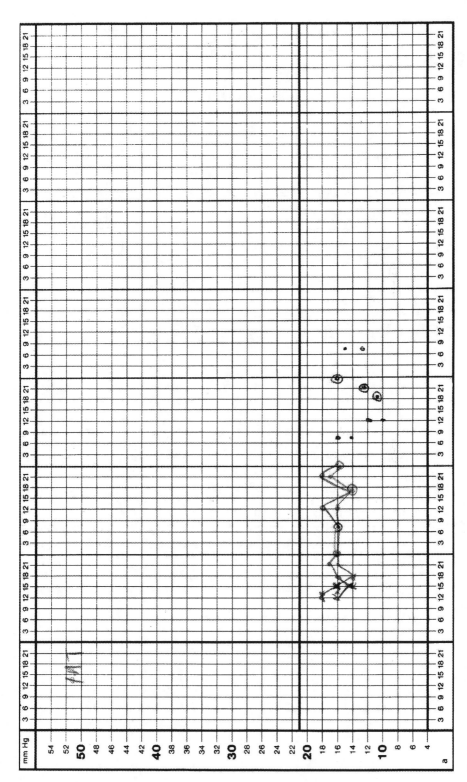

☒ Abb. 4.11. a Im TTP ist der IOD beidseits gleichmäßig im Normbereich

LINKES AUGE   **RECHTES AUGE**

PUPILLENDURCHM: PUPILLENDURCHM:
SEHSCHÄRFE: SEHSCHÄRFE:
R–NR: R–NR:

GESAMTABWEICHUNG

30 ├─────────────┤ 30   30 ├─────────────┤ 30

☐ P>=1%
▨ P<1%

TESTDAUER:	1:50	
FIXIERUNGSZIEL:	Zentral	
FIXIERUNGSFEHLER:	4/10 (40 %)*	
FALSCH–POS. FEHLER:	1/10 (10 %)	

TESTDAUER:	1:56	
FIXIERUNGSZIEL:	Zentral	
FIXIERUNGSFEHLER:	1/10 (10 %)	
FALSCH–POS. FEHLER:	1/10 (10 %)	

b   ANMERKUNGEN: s.c.   ANMERKUNGEN: s.c.Tester:A.Braunert

⚙ **Abb. 4.11. b** die FDT-Perimetrie zeigt im Gegensatz zur Erstuntersuchung einen schadensfreien Befund

4.3.2 Diskussion

Auch hier rechtfertigt eine positive Glaukomanamnese erhöhte Aufmerksamkeit und Kontrollen. Die GF-Untersuchung ist altersbedingt aufgrund von möglichen Konzentrationsstörungen sowie Kommunikationsreduktion eher wenig aussichtsreich. Die FDT-Perimetrie ist gut durchführbar.

Es besteht Konsens darüber, dass eine Intensivierung der Diagnostik nicht notwendig ist, bei Einhaltung regelmäßiger Kontrollen und Einüben des perimetrischen Untersuchungsvorganges.

4.4 Fall 28

4.4.1 Anamnese, Befund

- Patientin, 75 Jahre
- Glaukom RA/LA bei PEX, Pseudophakie seit 7 Jahren
- Tensioentgleisungen in der Anamnese, in augenärztlicher Behandlung seit der Katarakt-OP
- Visus: RA 0,8; LA 1,0
- Papille CDR: RA 0,9; LA 0,6
- Pachymetrie R 510 µm; L 528 µm
- vor einigen Wochen erstmalig bewusst »Entzündung« R, mit Kortison behandelt
- Vorderabschnitt RA feine Endothelpräzipitate, VK-Zellen +, Iris sektoriell aufgehellt, Pseudophakie, LA reizfreie Pseudophakie
- bei Erstvorstellung Dorzolamid/Timolol AT 2-mal und Latanoprost AT zN R/L täglich
- Papillenfläche: RA 2,10 mm^2; LA 2,11 mm^2
- deutlicher morphologischer Schaden R, L noch stabiler NRRS-Befund (◘ Abb. 4.12)
- Funktionsausfall R mit GF Grad 4b nach Aulhorn, passend zur Morphologie der Papille (◘ Abb. 4.13)
- Latanoprost wegen uveitischer Komponente nicht mehr verabreicht
- IOD unter Zweifachtherapie R bis 24 mmHg, L bis 20 mmHg
- Zudem anamnestisch Unverträglichkeit der meisten lokalen Antiglaukomatosa. Azetazolamid wird noch nicht einmal in einmaliger Gabe vertragen. Sulfonamidallergie fraglich. Weitere Senkung nur durch nicht gut verträgliche Medikation erreichbar.
- Uveitisdiagnostik ergibt keine weiteren Erkenntnisse. Kein Herpes nachweisbar. Perfusionsdiagnostik unauffällig.
- Bei der vorhandenen deutlichen Schädigung operative Intervention: TE mit MMC im Intervall.
- Nach Entlassung Tensiospitzen bis über 35 mmHg am RA. Alternativ zur filtrierenden OP ist auch ein Implantat möglich. Entschluss zur TE mit MMC auch kurz nach dem Entzündungsschub aufgrund des nicht beherrschbaren Drucks.
- OP unter Kortisonschutz systemisch.
- Postoperativ ca. 6 Wochen IOD unter 14 mmHg, normale 5-FU-Behandlung. Dann plötzlicher IOD Anstieg auf 32 mmHg: Tenonzyste! Es erfolgt ein Needling, danach IOD um 10 mmHg, Verlauf über 4 Wochen stabil (◘ Abb. 4.14).

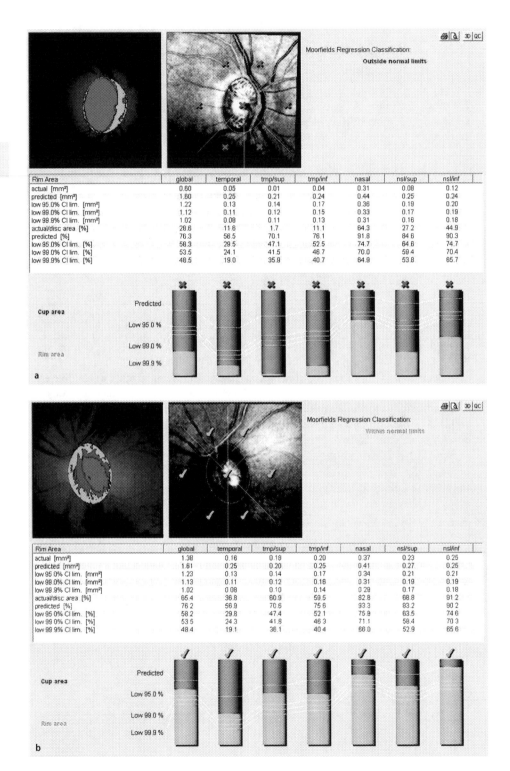

☐ **Abb. 4.12a,b.** Morphologischer Schaden im HRT rechts nachweisbar

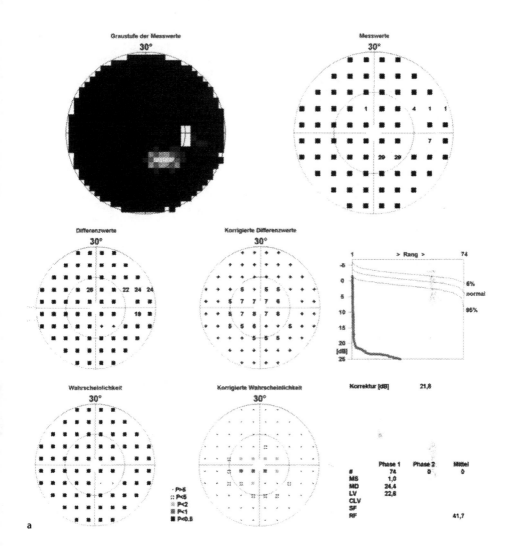

Abb. 4.13a,b. Funktionsausfall passend zur Morphologie der Papille

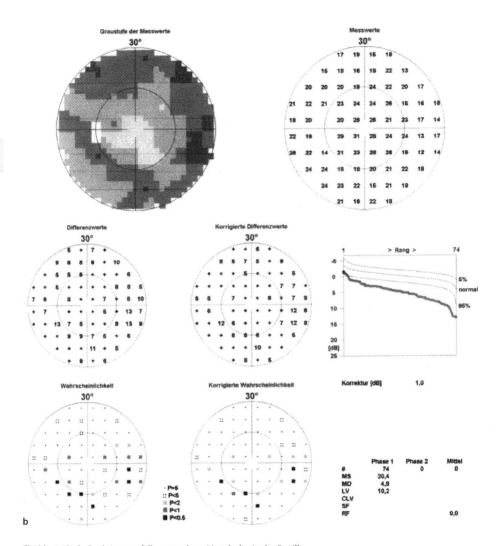

Abb. 4.13a,b. Funktionsausfall passend zur Morphologie der Papille

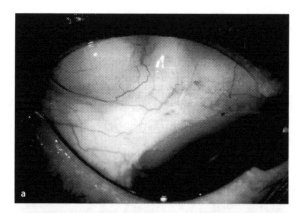

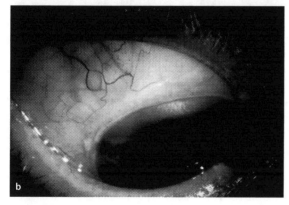

⬛ **Abb. 4.14a,b.** Tenonzyste (**a**) und Z. n. Needling nach 4 Wochen (**b**)

4.4.2 Diskussion

Wie lange sollte man zwischen Uveitisschub und OP warten? Ein entzündungsfreies Intervall von mindestens 6 Monaten ist empfehlenswert. Intervention sollte unter Schutz mit entzündungshemmender Medikation stattfinden. Bei bekannter Entzündungsursache sollte eine entsprechende Medikation parallel angestrebt werden (z. B. antiherpetisch).

Uveitispatienten können zur verstärkten Narbenbildung neigen. Engmaschige postoperative Kontrollen sind empfehlenswert.

4.5   Fall 29

4.5.1   Anamnese, Befund

- Patient, 55 Jahre, myop
- sekundäres Glaukom bei Melanindispersionssyndrom
- Visus: RA 1,0; LA 1,0
- Erstvorstellung unter mit Levabunololhydrochlorid AT (Levobunolol) 2-mal/Tag R/L
- IOD wechselhaft bis >20 mmHg bei ambulant bereits ausgeschöpften Therapieoptionen bei Unverträglichkeit multipler Medikamente
- Levabunololhydrochlorid wird mäßig vertragen, aber zusätzlich besteht ein Compliance Problem. Patient ist von Beruf Gabelstaplerfahrer.
- Vorderabschnitt: Krukenberg-Spindel R mehr als L, leichte Transilluminationsdefekte der Iris, Lens klar. KW pigmentiert, eine Retroflexion der Iris ist auch im UBM nicht eindeutig nachweisbar. Das rechte Auge ist geschädigter. Eine YAG-Iridotomie ist bisher nicht durchgeführt worden.
- Im TTP sind Schwankungen erkennbar, wobei unregelmäßig getropft wird. Während des Selbsttropfens wurden höhere Werte gemessen. Am zweiten und dritten Tag werden Tropfen durch die Schwester verabreicht (◘ Abb. 4.16). Patient unterstreicht, dass er selbst zu Hause nicht tropft oder nur sehr unregelmäßig. Laut Augenarzt Verschlechterung des Befundes im Laufe des letzten Jahres.
- Daher wird bei anamnestischen Druckspitzen bis über 30 mmHg und Compliance-Problem eine operative Intervention vorgeschlagen.
- Postoperativ IOD ca. 11 mmHg
- Bei der Wiedervorstellung nach 4 Wochen IOD nur noch 1 mmHg. Keine Leckage nachweisbar, fraglicher MMC-Effekt? Patient trinkt nach eigener Aussage viel (3 l/Tag).
- Kontrollen alle 3–4 Wochen für ein halbes Jahr: IOD 0–1 mmHg. Bulbus bleibt die ganze Zeit über stabil, Visus 1,0.
- Erst nach einem Jahr Stabilisierung auf IOD um 7 mmHg.
- Wie ist die Frage zu beantworten, ob eine Wiederaufnahme der Arbeit vor IOD-Stabilisierung möglich ist?

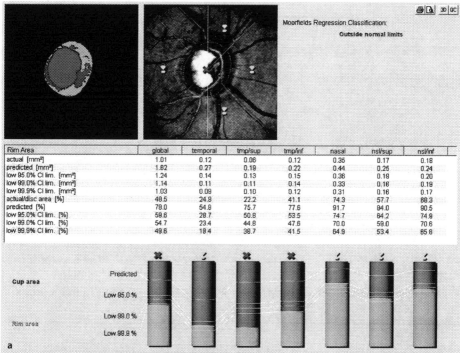

Moorfields Regression Classification:
Outside normal limits

Rim Area	global	temporal	tmp/sup	tmp/inf	nasal	nsl/sup	nsl/inf
actual [mm²]	1.01	0.12	0.06	0.12	0.35	0.17	0.18
predicted [mm²]	1.62	0.27	0.19	0.22	0.44	0.25	0.24
low 95.0% CI lim. [mm²]	1.24	0.14	0.13	0.15	0.36	0.19	0.20
low 99.0% CI lim. [mm²]	1.14	0.11	0.11	0.14	0.33	0.18	0.19
low 99.9% CI lim. [mm²]	1.03	0.09	0.10	0.12	0.31	0.16	0.17
actual/disc area [%]	48.5	24.8	22.2	41.1	74.3	57.7	68.3
predicted [%]	78.0	54.8	75.7	77.6	91.7	84.0	90.5
low 95.0% CI lim. [%]	59.6	28.7	50.8	53.5	74.7	64.2	74.9
low 99.0% CI lim. [%]	54.7	23.4	44.8	47.6	70.0	59.0	70.6
low 99.9% CI lim. [%]	49.6	18.4	38.7	41.5	64.9	53.4	65.8

Cup area — Predicted — Low 95.0 % — Low 99.0 % — Rim area — Low 99.9 %

a

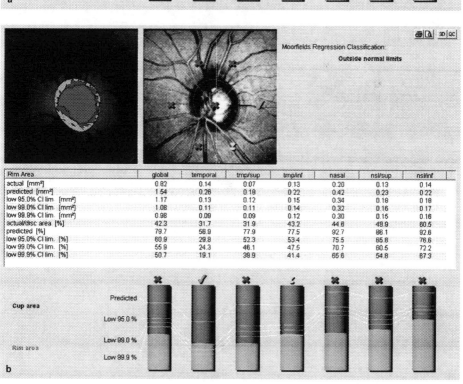

Moorfields Regression Classification:
Outside normal limits

Rim Area	global	temporal	tmp/sup	tmp/inf	nasal	nsl/sup	nsl/inf
actual [mm²]	0.82	0.14	0.07	0.13	0.20	0.13	0.14
predicted [mm²]	1.54	0.26	0.18	0.22	0.42	0.23	0.22
low 95.0% CI lim. [mm²]	1.17	0.13	0.12	0.15	0.34	0.18	0.18
low 99.0% CI lim. [mm²]	1.08	0.11	0.11	0.14	0.32	0.16	0.17
low 99.9% CI lim. [mm²]	0.98	0.09	0.09	0.12	0.30	0.15	0.16
actual/disc area [%]	42.3	31.7	31.9	43.2	44.8	48.9	80.5
predicted [%]	79.7	58.9	77.9	77.5	92.7	88.1	92.6
low 95.0% CI lim. [%]	60.9	29.8	52.3	53.4	75.5	85.8	76.6
low 99.0% CI lim. [%]	55.9	24.3	46.1	47.5	70.7	80.5	72.2
low 99.9% CI lim. [%]	50.7	19.1	39.9	41.4	65.6	54.8	87.3

Cup area — Predicted — Low 95.0 % — Low 99.0 % — Rim area — Low 99.9 %

b

◻ **Abb. 4.15a,b.** Papillenschädigung im HRT

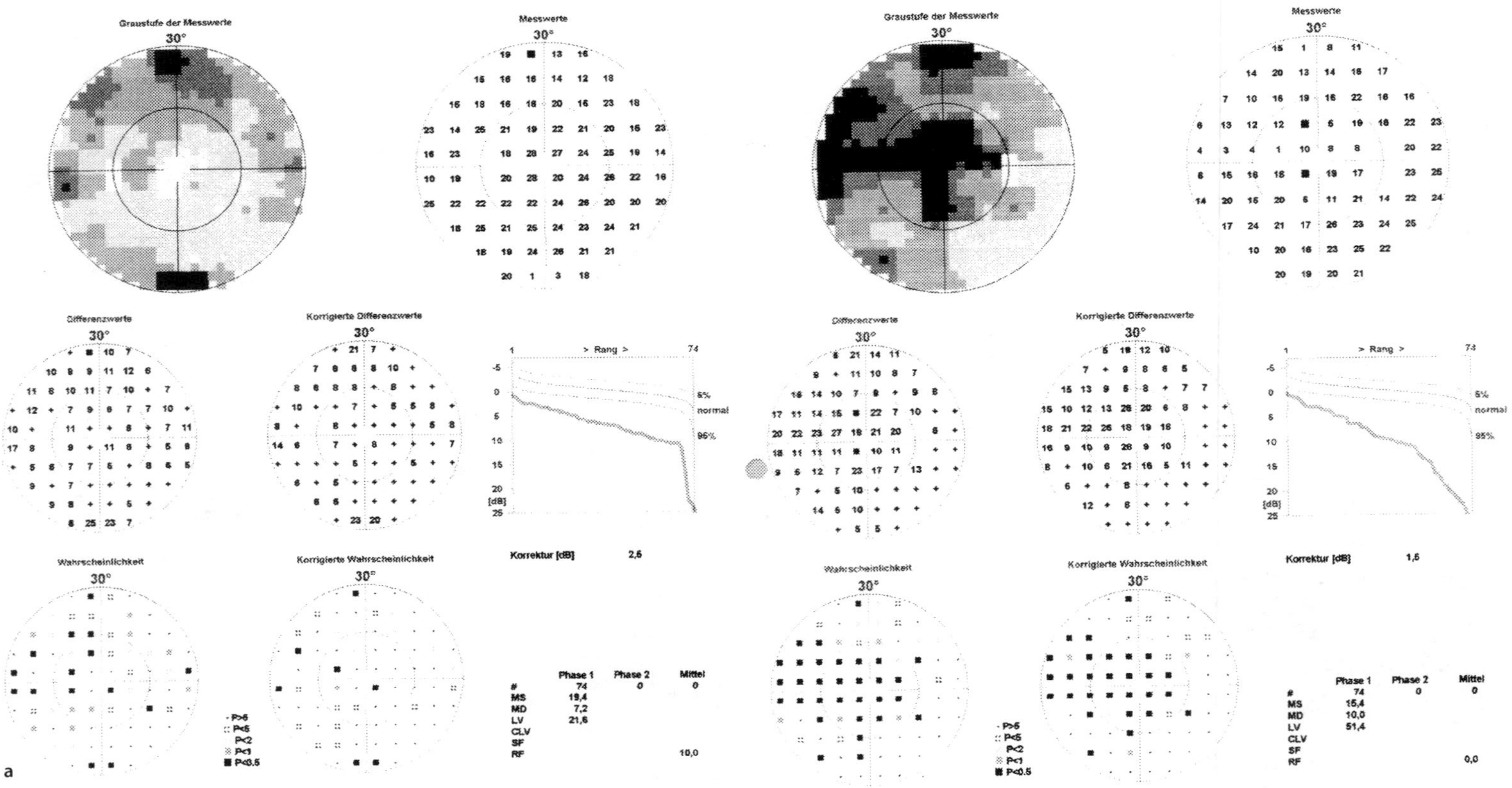

Abb. 4.16a,b. GF Ausfälle passend zum Papillenbefund

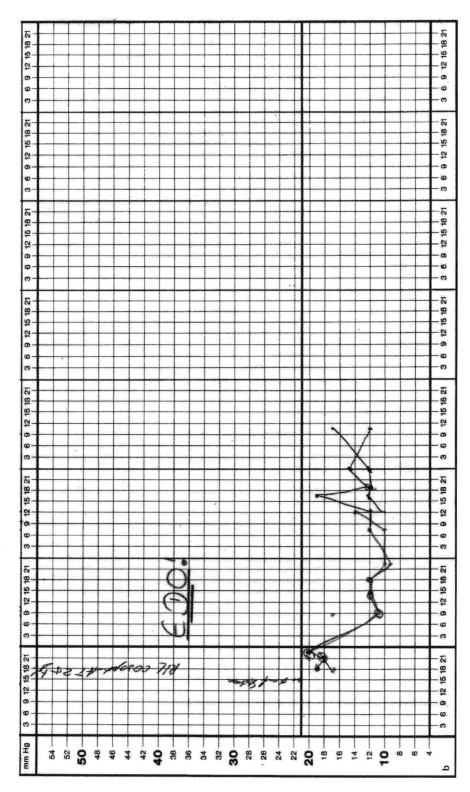

Abb. 4.16a,b. Im TTP sind Schwankungen erkennbar bei reduzierter Compliance

4.5.2 Diskussion

Die Hypotonie ist bei so gut erhaltenem Visus und Bulbusform nicht ganz erklärbar. In der Diskussion wird darauf hingewiesen, dass bei Vorliegen einer hypotonen Makulopathie bleibende Schäden entstehen können, sodass spätestens nach 3 Monaten hypotoner Zeitspanne eine Revision unumgänglich ist. Es ist nicht auszuschließen, dass vor jeder terminierten Kontrolle eine anamnestisch nicht eruierbare Bulbusmassage stattgefunden hat, welche zu den IOD-Messergebnissen geführt hat.

Bei erhaltener Bulbusform und vollem Visus ist auch bei längerfristig hypotonem Auge die Wiederaufnahme der Arbeit möglich.

4.6   Fall 30

4.6.1 Ananmese, Befund

- Patientin 64 Jahre, hochmyop
- Vorstellung bei seit 2 Jahren bekanntem Niederdruckglaukom mit tief exkavierter Papille und Konus sowie Progredienz der Nervenfaserschichtausfälle
- IOD: 14–17 mmHg
- Pachymetrie: RA 531 μm; LA 532 μm
- RR mit deutlichem Abfall sogar tagsüber <50 mmHg diastolisch, Schädel-CT ohne Befund
- allgemein: Colitis ulcerosa, Asthma, Migräne, Hypotonie
- Visus R/L 0,8–0,9 mit Blendempfindlichkeit bei kortikaler Katarakt beidseits
- Vorderabschnitt mit seit Wochen andauernder starker Rötung unter Brinzolamid 2-mal täglich, Brimonidin 2-mal täglich, Latanoprost zN täglich, zunehmend Unverträglichkeit der Lokalmedikation. Spontane Besserung bei Absetzen aller Antiglaukomatosa. Patientin möchte zudem nicht tropfen.
- Fundus: schräger Sehnerv, Staphylombildung, Papillenrandblutung als Zeichen der Progredienz
- Papillenfläche: RA 2,95 mm²; LA 2,04 mm²
- RA im HRT falsch eingezeichnet, daher ist das Ergebnis nicht verwertbar. Die Papille ist um ca. 1/5 kleiner als angegeben (◙ Abb. 4.17).
- Neben typischen GF-Ausfällen, auch z. T. durch Niveaudifferenz zwischen Papille und intakter Netzhaut bedingte Ausfälle, zudem überlagert durch die Katarakt und diffuse Oberflächenproblematik (◙ Abb. 4.18)

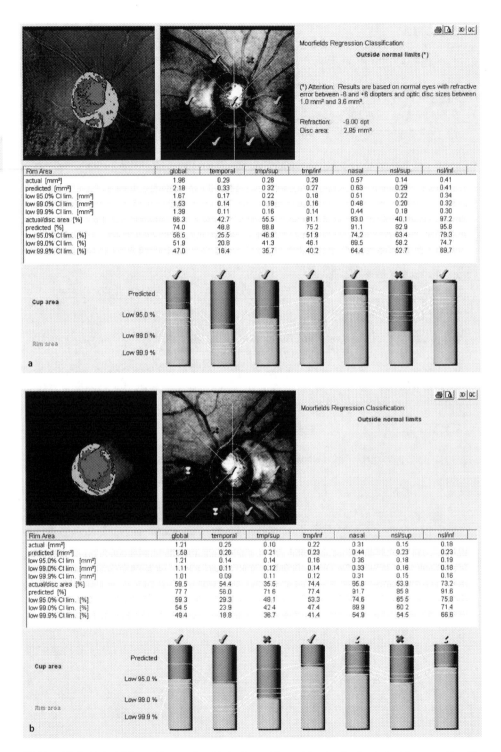

Abb. 4.17a,b. RA im HRT vom Untersucher falsch eingezeichnet, daher ist das Ergebnis nicht verwertbar. Die Papille ist um ca. 1/5 kleiner als angegeben

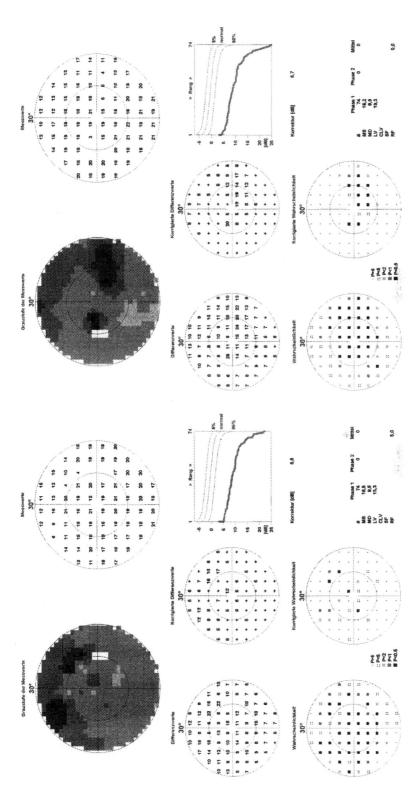

Abb. 4.18. GF-Ausfälle, z.T. überlagert durch die bestehende Katarakt sowie diffuse Oberflächenproblematik

4.6.2 Diskussion

Das Druckniveau wird nur unter nicht verträglicher Medikation gehalten. Anzustreben ist aus der Konsequenz der peripapillären Staphylombildung ein tief-normaler IOD. Internistische Mitbehandlung im Rahmen der hypotonen Dysregulation sinnvoll, ferner verstärkte Flüssigkeitsaufnahme abends empfohlen. Patientin ist Lektorin, Auge von fundamentaler Bedeutung für ihre Arbeit.

Alternative zur nicht verträglichen Medikation? Welche operative Therapie ist sinnvoll? Eine milde Drucksenkung ist anzustreben, daher Entscheidung zur Trabekulotomie kombiniert mit Kataraktoperation, Zielrefraktion –2,5. IOD postoperativ beidseits nach 6 Monaten zwischen 10 und 13 mmHg ohne drucksenkende Medikation.

4.7   Fall 31

4.7.1 Anamnese, Befund

- Patientin, 70 Jahre, mit PCOWG
- Wiedervorstellung nach 8 Jahren bei progredientem GF-Verfall
- auswärtige OP 2004 LA: TE mit MMC, seitdem IOD reguliert zwischen 8 und 10 mmHg
- Therapie RA: Dorzolamid/Timolol AT 3-mal täglich, Brimonidin 2-mal täglich, Latanoprost zN täglich
- allgemein: geringgradige zerebrale Mikroangiopathie, RR erhöht
- IOD beim Augenarzt eher im Normbereich
- Pachymetrie: 490–500 µm R/L
- Fundus: beidseits randständige Papillenexkavation
- ❏ Abb. 4.19 ist das Beispiel eines schlechten HRTs. Obwohl die Papille beidseits 0,9 randständig exkaviert ist, zeigt sich im HRT die Randständigkeit nicht.
- Das diesjährige GF (❏ Abb. 4.20) zeigt eindrucksvoll die Schädigung beidseits, welche mit dem ophthalmoskopisch erhebbaren morphologischen Befund der Papille gut übereinstimmt (im Gegensatz zum HRT).
- Im TTP sind rechts trotz Maximaltherapie Werte bis 17 mmHg zu verzeichnen.
- LA niedriger IOD ohne Therapie (❏ Abb. 4.20)
- Procedere? TE mit MMC RA

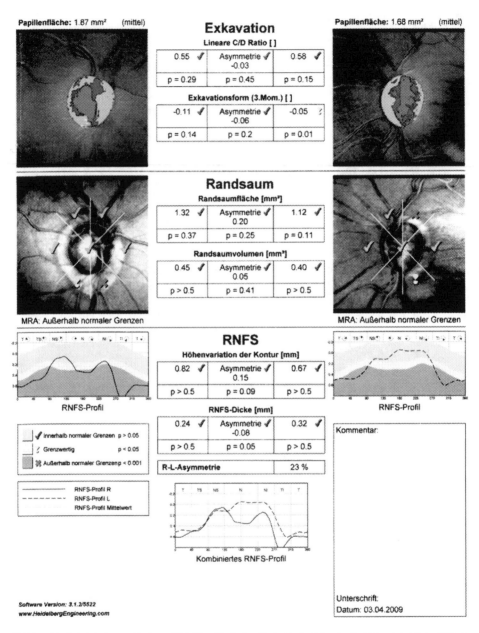

Abb. 4.19. Beispiel eines schlechten HRT. Obwohl die Papille beidseits 0,9 exkaviert ist, zeigt sich im HRT die Randständigkeit nicht

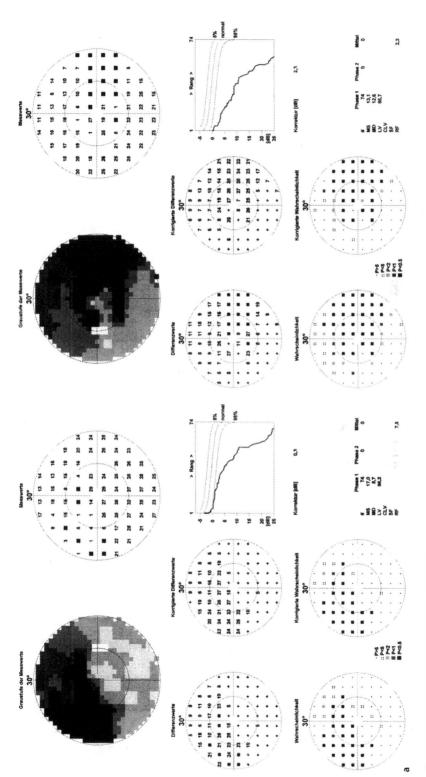

Abb. 4.20. a Das GF zeigt die Schädigung beidseits

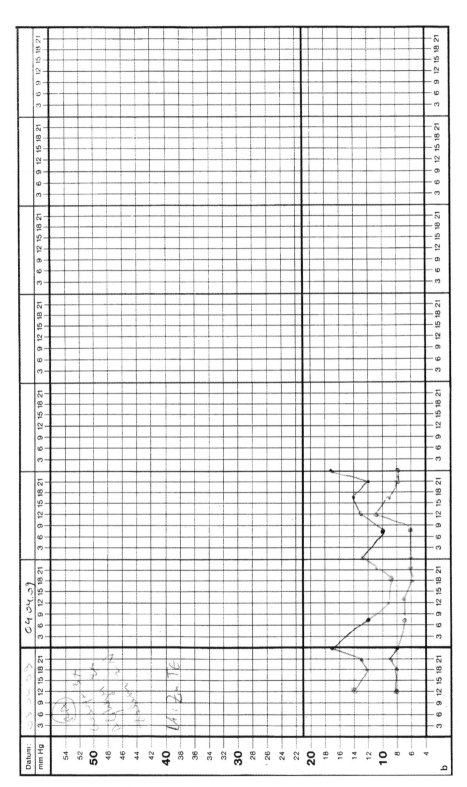

Abb. 4.20. b im TTP Schwankungen trotz Maximaltherapie

4.7.2 Diskussion

In manchen Fällen scheitert die automatisierte biomorphometrische Papillenanalyse. Bei fortgeschrittenen Papillenbefunden ist die Beurteilung der Funktion ohnehin sensibler.

Bei deutlicher Schädigung der Papille müssen die IOD-Werte in den niedrignormalen Bereich ohne Auftreten von größeren Schwankungen überführt werden. In diesem Fall war die medikamentöse Therapie erschöpft. Zudem ist langfristig die bestmögliche Einstellung der hämodynamisch relevanten Parameter beim Internisten anzustreben.

4.8   Fall 32

4.8.1   Anamnese, Befund

- Patientin, 45 Jahre
- Sekundärglaukom nach rezidivierender herpetischer Keratouveitis am RA
- Z. n. Goniotrepanation plus 5-FU (09/2003), Z. n. CPK 05/06 und 07/06
- Visus: RA 0,05; LA 1,0
- Vorderabschnitt RA tiefe stromale Trübung, Endothelpräzipitate, Einblick auf den Fundus erschwert (□ Abb. 4.21), Papille ca. 0,5 exkaviert bei noch gutem NRRS
- LA unauffällig
- allgemein: letzter Schub vor mehr als 6 Monaten, zurzeit keine antiherpetische Medikation
- derzeitige Medikation RA: Dorzolamid/Timolol AT 3-mal täglich, Brimonidin AT 3-mal täglich, Prednisolonacetat AT 3-mal täglich
- IOD: 28–30 mmHg
- Frage nach operativer Drucksenkung
- Druckentwicklung während einer IOD-Dekompensationsphase im Diagramm dargestellt. Der IOD ist trotz maximaler lokaler und systemischer Therapie sowie antiherpetischer Therapie nicht beherrschbar (□ Abb. 4.21).
- Auch hier erfolgte damals eine CPK.
- Der Leidensdruck der viel reisenden Patientin ist sehr groß und der IOD ist trotz maximaler Anstrengung nicht in den Griff zu bekommen.
- Unter antiherpetischer Therapie wird eine re-TE mit MMC durchgeführt.
- 12 Wochen postoperativ noch guter Befund, IOD um 10 mmHg, nach anfänglicher Hypotoniephase
- 8 Monate nach TE zunehmende Eintrübung der HH mit schwerer Endotheliitis bei Keratouveitis. IOD weiterhin bei 8 mmHg. Nun erneut massive Vaskularisation. Aciclovir systemisch langfristig und Kortisontherapie.
- Nach 4 Monaten langsame Besserung und leichte Aufklarung des Befundes. IOD weiterhin bei 8 mmHg (□ Abb. 4.22).

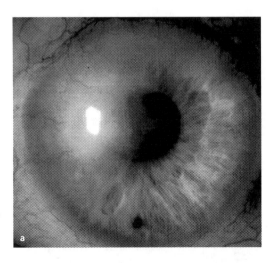

□ **Abb. 4.21a.** RA tiefe stromale Trübung, Endothelpräzipitate. Der IOD ist trotz maximaler lokaler und systemischer Therapie sowie antiherpetischer Therapie nicht beherrschbar

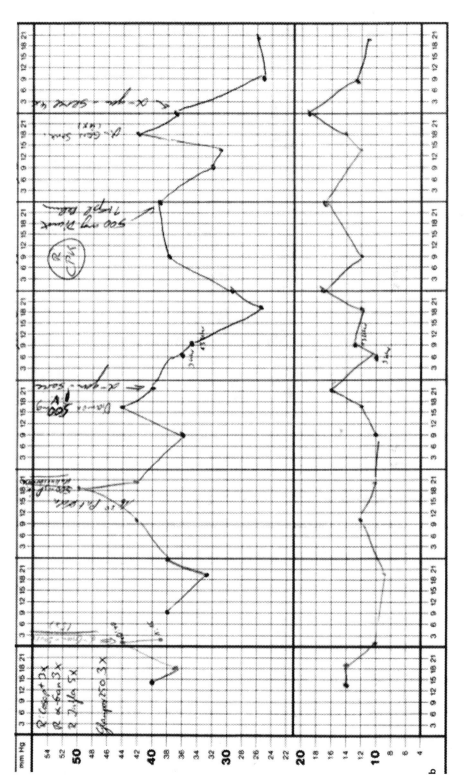

◪ **Abb. 4.21b.** Im TTP zeigt der IOD am RA extreme Schwankungen trotz maximaler Therapie und CPK

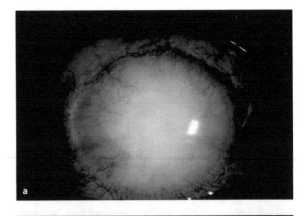

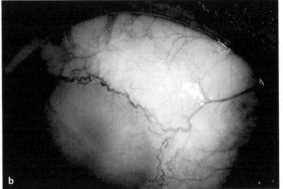

⚙ **Abb. 4.22a,b.** Zunehmende Eintrübung der HH mit schwerer Endotheliitis bei Keratouveitis (**a**), vier Monate später leichte Aufklarung (**b**)

4.8.2 Diskussion

Wie bei Fall 28 sollte möglichst ein entzündungsfreies Intervall von mindestens 6 Monaten nach letztem Entzündungsschub bis zum Eingriff eingehalten werden. Dies war hier der Fall, wobei die Intervention entzündungshemmender Medikation und Aciclovir-Therapie stattfand.

Der postoperative Befund wurde in der Diskussionsrunde der Teilnehmer als ungewöhnlich aggressiver Verlauf kommentiert und ist in dem gezeigten Schweregrad als nicht vorhersehbar und daher als schicksalhaft zu betrachten.

Patientenserie 33–40

J. F. Jordan

5.1   Fall 33

5.1.1 Anamnese, Befund

- Patientin, Jahrgang 1968
- auffällige Papillenexkavation
- IOD max. 21 mmHg beidseits
- Therapieversuche mit Latanoprost, Dorzolamid: topische Allergisierung
- Familienanamnese negativ
- Befund bei Erstvorstellung:
  - VAA und KW: unauffällig
  - Pachymetrie: RA 535 µm; LA 540 µm
- Abklärung des auffälligen Papillenbefundes erbeten bei der möglichen Differenzialdiagnose eines Normaldruckglaukoms
- Das Muster-ERG der Patientin ergab einen Normalbefund für beide Augen.

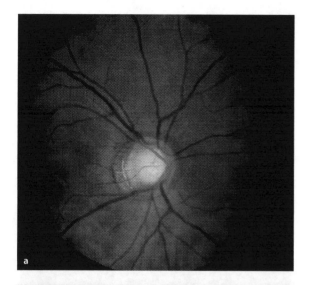

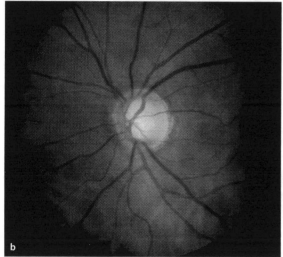

⬛ **Abb. 5.1a,b.** Papillenfoto

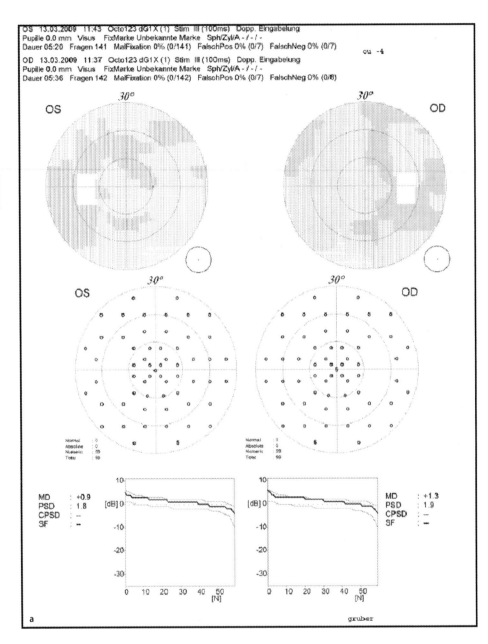

◻ Abb. 5.2. a Octopus-Gesichtsfeld

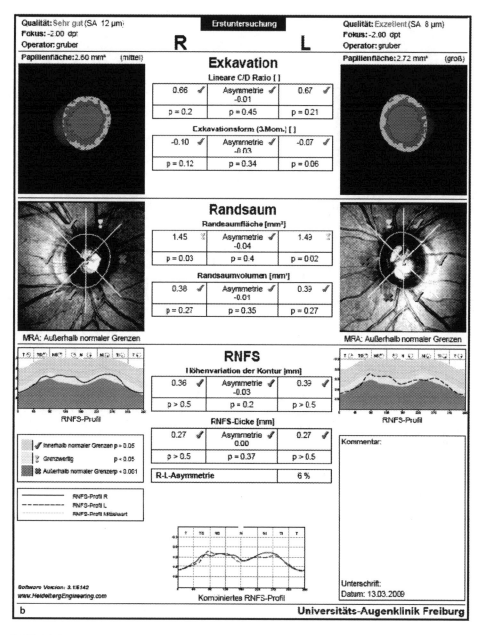

© Abb. 5.2. b HRT

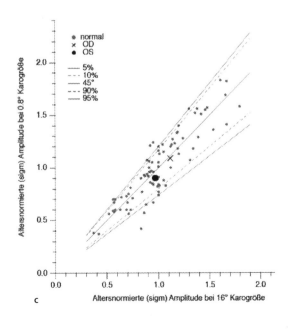

Abb. 5.3a–c. Muster-ERG (pattern-ERG, PERG). Das M-ERG prüft direkt die Funktion der retinalen Ganglienzellen und wird daher zur präperimetrischen, objektiven Funktionsdiagnostik beim Glaukom eingesetzt. Es wird mit einem 16°- und einem 0,8°-Karomuster (»steady state«) gereizt. Aus den Amplituden der erhaltenen Antworten [µV] bei 0,8° (**a** und **b** jeweils obere Zeile) und 16° (**a** und **b** jeweils untere Zeile) wird ein Quotient ermittelt, welcher im abgebildeten Normogramm (**c**) eingezeichnet wird. Hier sind der Mittelwert der Normalpopulation sowie die Perzentilen wie in der Legende beschrieben dargestellt. Der errechnete Quotient bei einer initialen Verminderung der altersnormierten 0,8°-Karogröße zeigt mit einer Sensitivität von 80% und einer Spezifität von 70% einen strukturell klinisch noch nicht sichtbaren Glaukomschaden an (Übersicht bei Bach u. Hoffmann 2008 [1])

5.1.2 Diskussion

Bei klinischem Verdacht auf eine Makropapille (Papillengröße vgl. HRT: RA 2,60 mm^2, LA 2,72 mm^2: an der Grenze zur Makropapille) sollten direkte Verwandte nach Möglichkeit ebenfalls funduskopiert werden, da sich hier häufig eine ähnliche Papillenkonfiguration zeigt.

Zusätzlich zur apparativen Diagnostik wurde bei der Patientin ein Tensioprofil ohne Therapie durchgeführt. Dies bestätigte die maximalen IOD-Werte von 21 mmHg für beide Augen in der morgendlichen Liegendmessung (als repräsentativer Wert des nächtlichen Augeninnendruckniveaus). Die IOD-Werte tagsüber lagen um 16 mmHg ohne wesentliche Schwankungen im Tagesverlauf.

Es liegt kein internistisches Risikoprofil für die Entwicklung eines NDG vor.

Eine topische augeninnendrucksenkende Therapie wurde folglich als nicht erforderlich erachtet, was der Patientin aufgrund der sehr schlechten lokalen Tropfenverträglichkeit für ihre Lebensqualität sehr wichtig ist.

Der Papillenbefund sowie die funktionelle Frühdiagnostik mittels Muster-ERG werden in zunächst jährlichen Abständen kontrolliert.

5.2   Fall 34

5.2.1 Anamnese, Befund

- Patient, Jahrgang 1991
- 2. Meinung, extern Rat zur Glaukomoperation
- IOD max. beidseits bis 28 mmHg
- Therapie: Versuche mit Timolol; Latanoprost plus Brinzolamid; Travoprost/Timolol: hierunter stabil um 17 mmHg zu verschiedenen Tageszeiten
- β-Blocker werden systemisch schlecht vertragen
- Familienanamnese positiv (Großvater)
- Befund bei Erstvorstellung:
  - Myopie –3 dpt., Visus 1,0
  - VAA und KW: unauffälliger Befund
  - Pachymetrie: RA 575 µm; LA 585 µm

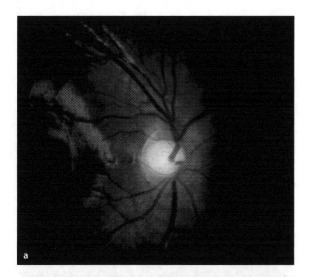

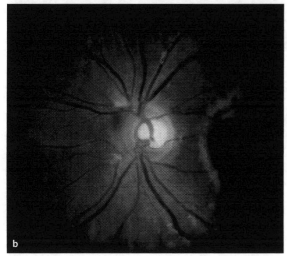

◻ **Abb. 5.4a,b.** Papillenfoto

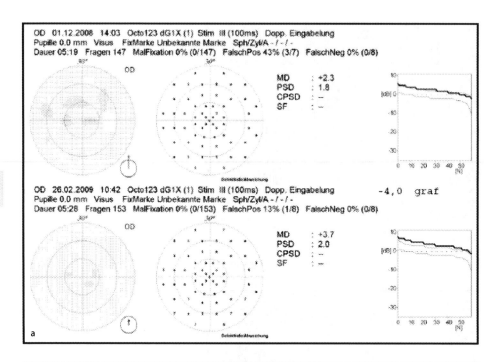

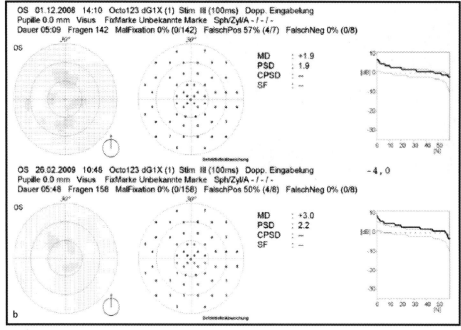

◎ **Abb. 5.5. a** Octopus-Gesichtsfeld Verlauf RA, **b** Octopus-Gesichtsfeld Verlauf LA

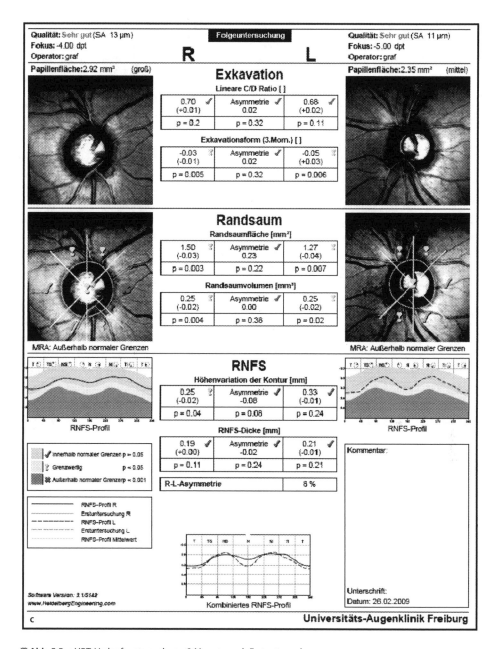

☐ **Abb. 5.5. c** HRT: Verlaufsuntersuchung 9 Monate nach Erstuntersuchung

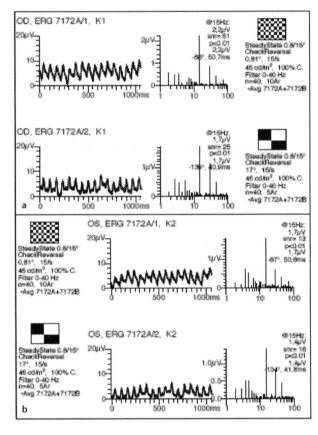

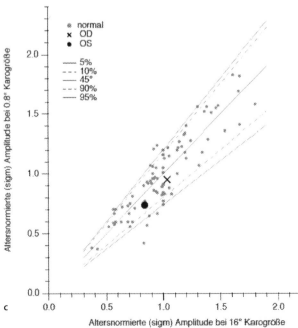

Abb. 5.6a–c. Muster-ERG
(vgl. Abb. 5.3 für Erläuterung
der Methodik und Graphen).
Das Muster-ERG (PERG) ergibt
einen Befund im Normbereich
für beide Augen

5.2.2 Diskussion

Sinnvolle Zusatzdiagnostik zur funktionellen Glaukomfrüherkennung wären die Blau-Gelb-Perimetrie und die Frequenzverdopplungs-(FDT-)Perimetrie. Diese Perimetrieverfahren werden an der Universitäts-Augenklinik Freiburg durch das objektive Verfahren des PERG ersetzt.

Für die Früherkennung des präperimetrischen Glaukoms erreicht das PERG eine Sensitivität von 80% und eine Spezifität von 70%. In der Literatur werden für die Blau-Gelb-Perimetrie Werte für Sensitivität und Spezifität von ca. 30% bzw. 95% angegeben. Die FDT-Perimetrie erreicht eine Sensitivität und Spezifität von ca. 40% bzw. 90%.

Im stationären Tensioprofil zeigten sich ohne Therapie reproduzierbare Druckspitzen bis 30 mmHg an beiden Augen. Es wurde an beiden Augen ein Prostaglandinanalogon angesetzt, die Tensiospitzen konnten deutlich abgefangen werden. Dies entspricht der generellen Therapieempfehlung einer okulären Hypertension mit Druckwerten über 26 mmHg. Die Tropfen werden gut vertragen, die Therapie ist realistisch applizierbar.

Alleine aufgrund der Befunde der apparativen Diagnostik wäre eine engmaschige Verlaufsbeobachtung ohne Therapie zu diskutieren.

Von einer operativen Intervention wurde dem Patienten nun zunächst abgeraten. Die günstigen Befunde bezüglich des neuroretinalen Randsaumes und der Muster-ERG-Funktionsdiagnostik rechtfertigen das zunächst konservative Vorgehen. Engmaschige Kontrollen (morphologisch und funktionell) erscheinen bei dem jungen Patienten aufgrund der hohen Ausgangs-Augeninnendrucklage dennoch empfehlenswert.

5.3   Fall 35

5.3.1 Anamnese, Befund

- Patient, Jahrgang 1969
- IOD appl. bis 27 mmHg / 29 mmHg wiederholt ohne Therapie
- Prostaglandinanalogon: IOD weiter bis 25 mmHg / 24 mmHg
- Prostaglandinanalogon plus β-Blocker: IOD um 15 mmHg beidseits tagsüber
- Befund:
    - KW: Irisansatz partiell bis in post. TMW, vereinzelte Irisbrücken
    - Pachymetrie: 390 µm / 395 µm, wiederholte Messung mit Pachette und Orbscan
- Verdacht auf Progredienz bei scheinbar gut eingestelltem IOD

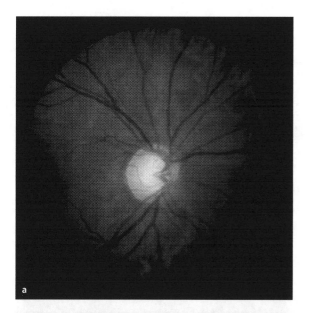

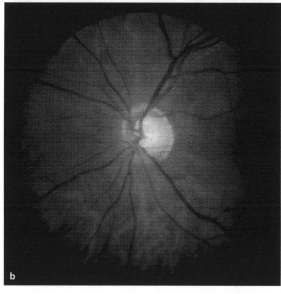

◙ **Abb. 5.7a,b.** Papillenfoto

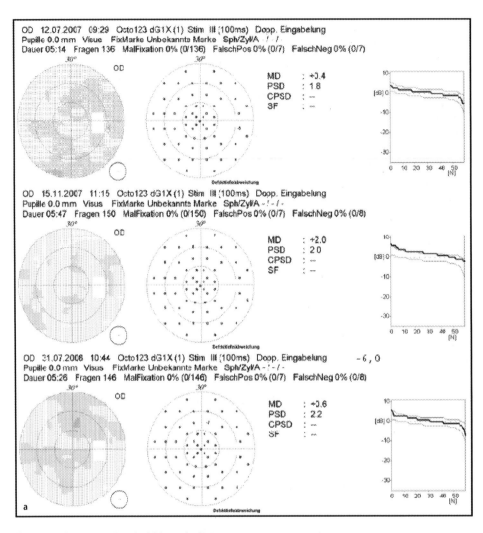

OD   12.07.2007   09:29   Octo123 dG1X (1)   Stim III (100ms)   Doop. Eingabelung
Pupille 0.0 mm   Visus   FixMarke Unbekannte Marke   Sph/Zyl/A · / ·
Dauer 05:14   Fragen 136   MalFixation 0% (0/136)   FalschPos 0% (0/7)   FalschNeg 0% (0/7)

MD   : +0.4
PSD   : 1.8
CPSD : –
SF   : –

OD   15.11.2007   11:15   Octo123 dG1X (1)   Stim III (100ms)   Doop. Eingabelung
Pupille 0.0 mm   Visus   FixMarke Unbekannte Marke   Sph/Zyl/A · / ·
Dauer 05:47   Fragen 150   MalFixation 0% (0/150)   FalschPos 0% (0/7)   FalschNeg 0% (0/8)

MD   : +2.0
PSD   : 2.0
CPSD : –
SF   : –

OD   31.07.2006   10:44   Octo123 dG1X (1)   Stim III (100ms)   Doop. Eingabelung   – 6 , 0
Pupille 0.0 mm   Visus   FixMarke Unbekannte Marke   Sph/Zyl/A · / ·
Dauer 05:26   Fragen 146   MalFixation 0% (0/146)   FalschPos 0% (0/7)   FalschNeg 0% (0/8)

MD   : +0.6
PSD   : 2.2
CPSD : –
SF   : –

a

Abb. 5.8a,b. Octopus-Gesichtsfeld. **a** Verlauf RA

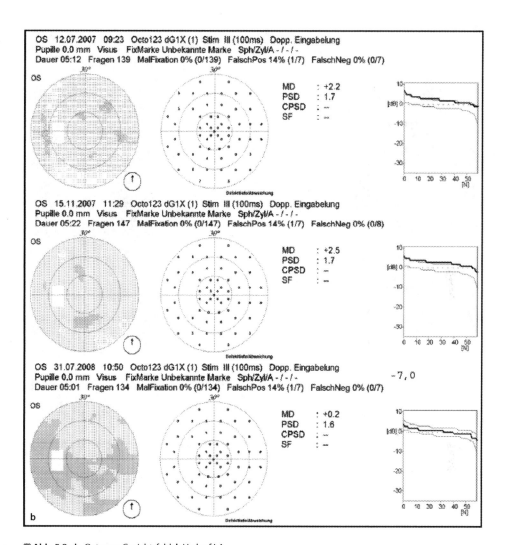

OS 12.07.2007 09:23 Octo123 dG1X (1) Stim III (100ms) Dopp. Eingabelung
Pupille 0.0 mm Visus FixMarke Unbekannte Marke Sph/Zyl/A - / - / -
Dauer 05:12 Fragen 139 MalFixation 0% (0/139) FalschPos 14% (1/7) FalschNeg 0% (0/7)

MD : +2.2
PSD : 1.7
CPSD : ~
SF : —

OS 15.11.2007 11:29 Octo123 dG1X (1) Stim III (100ms) Dopp. Eingabelung
Pupille 0.0 mm Visus FixMarke Unbekannte Marke Sph/Zyl/A - / - / -
Dauer 05:22 Fragen 147 MalFixation 0% (0/147) FalschPos 14% (1/7) FalschNeg 0% (0/8)

MD : +2.5
PSD : 1.7
CPSD : ~
SF : —

OS 31.07.2008 10:50 Octo123 dG1X (1) Stim III (100ms) Dopp. Eingabelung
Pupille 0.0 mm Visus FixMarke Unbekannte Marke Sph/Zyl/A - / - / -
Dauer 05:01 Fragen 134 MalFixation 0% (0/134) FalschPos 14% (1/7) FalschNeg 0% (0/7)

−7, 0

MD : +0.2
PSD : 1.6
CPSD : ~
SF : —

b

☐ **Abb. 5.8a,b.** Octopus-Gesichtsfeld. **b** Verlauf LA

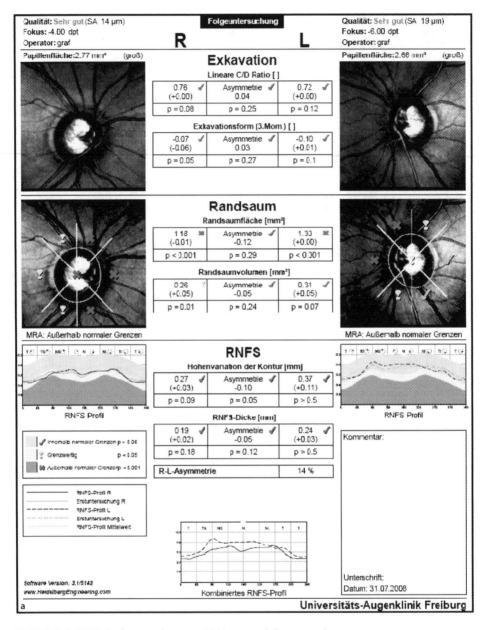

◙ **Abb. 5.9a,b.** HRT-Verlaufsuntersuchungen. **a** 12 Monate nach Erstuntersuchung

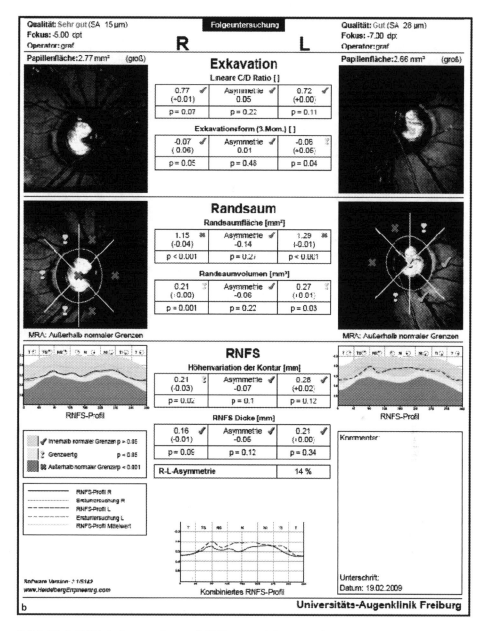

Qualität: Sehr gut (SA 15 μm)		**Folgeuntersuchung**		Qualität: Gut (SA 28 μm)		
Fokus: -5.00 dpt		**R**	**L**	Fokus: -7.00 dpt		
Operator: graf				Operator: graf		
Papillenfläche: 2.77 mm² (groß)				Papillenfläche: 2.66 mm² (groß)		

Exkavation
Lineare C/D Ratio [ ]

0.77 ✓ (+0.01)	Asymmetrie ✓ 0.05	0.72 ✓ (+0.00)
p = 0.07	p = 0.22	p = 0.11

Exkavationsform (3.Mom.) [ ]

-0.07 ✓ (0.06)	Asymmetrie ✓ 0.01	-0.06 ? (+0.05)
p = 0.05	p = 0.48	p = 0.04

Randsaum
Randsaumfläche [mm²]

1.15 ✗ (-0.04)	Asymmetrie ✓ -0.14	1.29 ✗ (-0.01)
p < 0.001	p = 0.27	p < 0.001

Randsaumvolumen [mm³]

0.21 ? (-0.00)	Asymmetrie ✓ -0.06	0.27 ? (-0.01)
p = 0.001	p = 0.22	p = 0.03

MRA: Außerhalb normaler Grenzen

MRA: Außerhalb normaler Grenzen

RNFS
Höhenvariation der Kontur [mm]

0.21 ? (-0.03)	Asymmetrie ✓ -0.07	0.28 ✓ (+0.02)
p = 0.02	p = 0.1	p = 0.12

RNFS-Profil

RNFS Dicke [mm]

0.16 ✓ (-0.01)	Asymmetrie ✓ -0.05	0.21 ✓ (+0.00)
p = 0.09	p = 0.12	p = 0.34

R-L-Asymmetrie	14 %

✓ Innerhalb normaler Grenzen p > 0.05
? Grenzwertig p < 0.05
✗ Außerhalb normaler Grenzen p < 0.001

— RNFS-Profil R
···· Erstuntersuchung R
- - - RNFS-Profil L
-·-·- Erstuntersuchung L
········ RNFS-Profil Mittelwert

Kommentar:

RNFS-Profil

Kombiniertes RNFS-Profil

Software Version: 1/5142
www.HeidelbergEngineering.com

Unterschrift:
Datum: 19.02.2009

Universitäts-Augenklinik Freiburg

b

◩ **Abb. 5.9a,b.** HRT-Verlaufsuntersuchungen. **b** 20 Monate nach Erstuntersuchung

5.3.2 Diskussion

Der Patient sollte allein aufgrund der sehr dünnen Hornhaut (unterhalb der LASIK-Grenze von ca. 400 μm) als Risikopatient für eine mögliche Progression eingestuft werden. Die Bedeutung der zentralen Hornhautdicke zum Einstufen des Progressionsrisikos einer okulären Hypertension ist seit der Ocular Hypertension Treatment Study (Übersicht bei Krieglstein, Ophthalmologe 2003; 100: 484 – 491), sowie in zahlreichen weiteren Studien belegt.

Aufgrund des Papillenbefundes, der beginnenden Verschlechterung des Gesichtsfeldes sowie der im HRT aufgezeigten strukturellen Progression des insbesondere linken Auges wurde bei scheinbar gut eingestellten Tensiowerten ein stationäres Augeninnendruckprofil erstellt. Dies ergab maximale Werte am RA von 19 mmHg (7h liegend), sowie am LA von 21 mmHg (einmalig 12h mittags). Rein rechnerisch nach der Dresdner-Korrekturtabelle korrigiert (lineare Korrektur von +/-1 mmHg je 25 μm Abweichung von 550 μm) ergibt dies »wahre« IOD-Spitzen von 25 mmHg / 27 mmHg. Die Progression scheint folglich auch durch das insuffizient eingestellte Augeninnendruckniveau erklärt.

Die Möglichkeit einer realistisch anwendbaren, intensiveren Lokaltherapie mit häufigerer Tropfenapplikation verneint der Patient aus beruflichen Gründen. Nach Validierung der Progression ist somit die Indikation zur Chirurgie gegeben.

Hier bietet die selektive Lasertrabekuloplastik (SLT) als minimalinvasiver Eingriff eine erste Option. Bei unzureichendem Therapieerfolg sollte eine Trabekulektomie, kombiniert mit Mitomycin C, durchgeführt werden.

5.4   Fall 36

5.4.1 Anamnese, Befund

※ Patientin, Jahrgang 1992
※ LA fibröses Histiozytom (histologisch gesichert)
※ Resektion und Sklerokeratoplastik 2003, bislang 3-mal drohende Abstoßung
※ Pseudophakisierung 2006
※ pp-Kapsulotomie 2006
※ Z. n. Zyklophotokoagulation und 2-mal Endozyklophotokoagulation 2006/2007 bei Sekundärglaukom
※ Befund und Prozedere:
   – progredientes Sekundärglaukom mit beginnender Transplantateintrübung
   – Entschluss zur Trabekulektomie mit MMC 1/2009

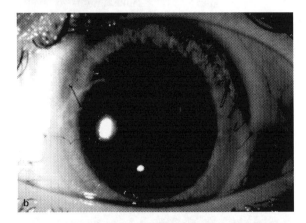

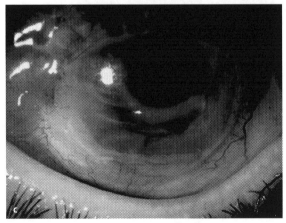

⚙ **Abb. 5.10a,b.** Befund Vorderabschnitt.
a Präoperativ, **b** postoperativ 2004,
c postoperativ 2009

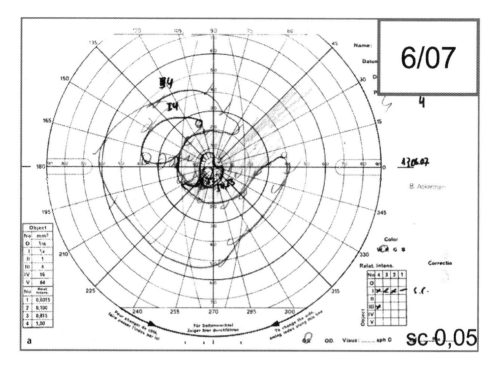

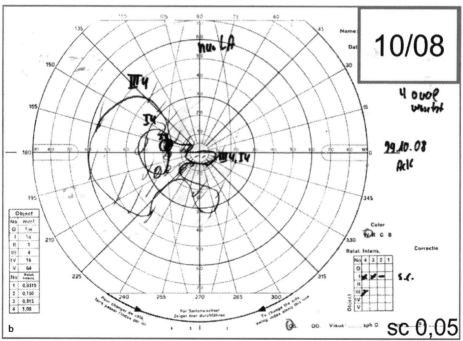

Abb. 5.11a,b. Goldmann-Gesichtsfeld im Verlauf. **a** 6/2007, **b** 10/2008

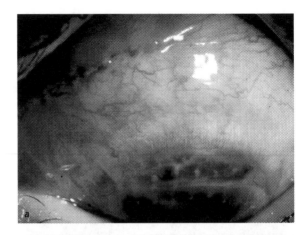

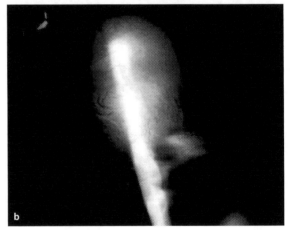

☼ **Abb. 5.13a,b.** Vorderabschnittsbefund nach erfolgter Trabekulektomie mit Mitomycin C. Gute Filtration bei limbusbasiertem Bindehautzugang

5.4.2 Diskussion

Es zeigte sich trotz maximal tolerierter drucksenkender Therapie ein deutlich progredientes Sekundärglaukom mit beginnendem, druckbedingtem Transplantatversagen. Der Erfolg einer erneuten endoskopisch kontrollierten Zyklophotokoagulation ist aus unserer Erfahrung als nicht überzeugend einzustufen. Die Durchführung einer transskleralen Zyklophotokoagulation in nunmehr 4. zyklodestruktiver Sitzung ist kritisch zu bewerten, da dies die Erfolgsaussichten späterer fistulierender oder drainierender Chirurgie mindert. Zudem besteht das Risiko, dass junge Patienten nach intensiver zyklodestruktiver Behandlung eine deutliche Visusverschlechterung berichten sowie neuralgiforme Schmerzen entwickeln können.

Es wurde die Indikation zur Trabekulektomie mit Mitomycin C gestellt. Hierfür wurde ein limbusbasierter Bindehautschnitt aufgrund der schwierigen Hornhaut- und Oberflächensituation gewählt: günstigere Benetzungssituation der Hornhaut und des Transplantates, Schonen der bislang chirurgisch nicht tangierten Limbus-Stammzellen.

Die Trabekulektomie musste einmalig chirurgisch revidiert werden (inkl. postoperativ 5-FU), hiernach liegen die IOD-Werte bislang ohne Therapie um 10 mmHg. Die Endothelzellzahl präoperativ sowie postoperativ bei deutlich aufgeklarter Hornhaut zeigte sich stabil. Um eine erneute Abstoßungsreaktion zu vermeiden, wird der Patient über längere Zeit mit topischem Dexamethason behandelt.

Aufgrund der komplexen anatomischen Situation (Z. n. Tumorentfernung, Sklerokeratoplastik, mehrmalige Abstoßungsreaktion, reduzierte Endothelzellzahl) ist die Implantation eines Vorderkammer-Drainageimplantates auch bei einem jungen Patienten nicht als erste Wahl anzusehen. Eine Option wäre die Implantation eines Pars-plana-Baerveldt-Implantates, was jedoch die ausgiebige Vitrektomie der peripheren Glaskörperbasis voraussetzt.

5.5   Fall 37

5.5.1 Anamnese, Befund

- Patient, Jahrgang 1981
- auffällige Papillenexkavation
- IOD tagsüber stets im Normbereich
- positive Familienanamnese: Vater Glaukom
- CCT: RA 565 µm; LA 550 µm
- bislang Verlaufskontrollen ohne Therapie
- Klinisches Prozedere:
    - Leerdruckprofil: Schwankungen, im Liegen bis 32 mmHg/25 mmHg
    - Latanoprost: weiter nächtliche Spitzen bis 25 mmHg/22 mmHg
    - plus Pilocarpin 2% zur Nacht: stabile Tensiolage unter 20 mmHg

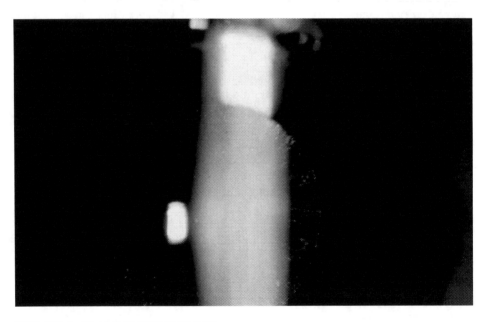

☼ **Abb. 5.14.** Spaltlampenbefund Vorderabschnitt

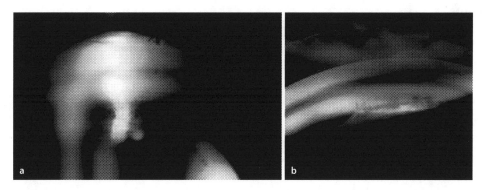

🔲 **Abb. 5.15a,b.** Gonioskopie

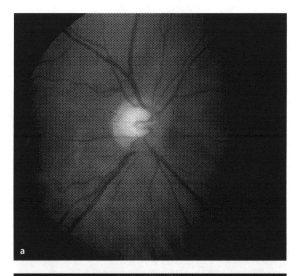

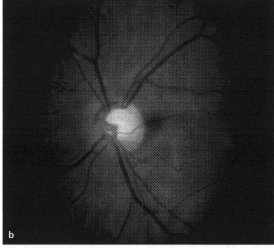

🔲 **Abb. 5.16a,b.** Papillenfoto

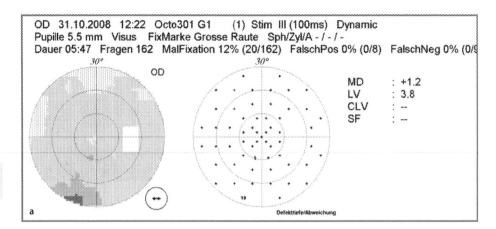

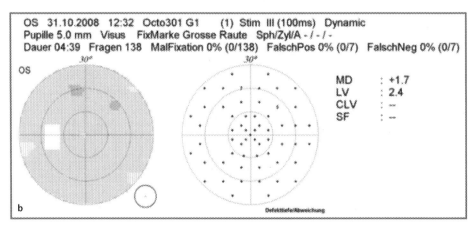

Abb. 5.17. a Octopus-Gesichtsfeld RA, **b** Octopus-Gesichtsfeld LA

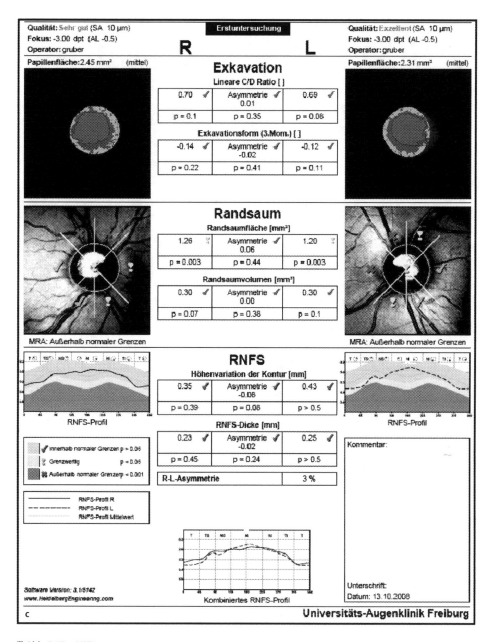

Abb. 5.17. c HRT

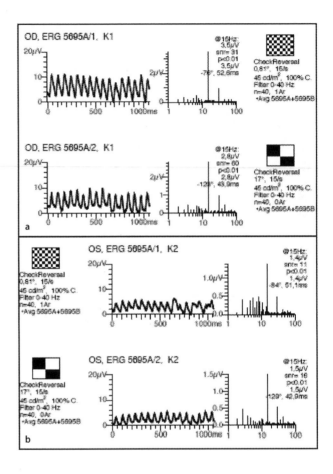

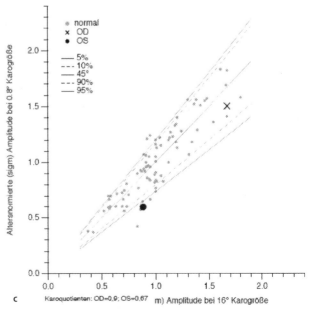

Abb. 5.18a–c. Muster-ERG. Es zeigt sich ein Normalbefund für das rechte Auge (**a**) sowie ein pathologischer Befund des linken Auges (**b**). Als auffällig zu werten ist ebenfalls die deutliche Seitendifferenz des Befundes

5.5.2 Diskussion

Es handelt sich um einen jungen Patienten mit einer präperimetrischen Optikusläsion und deutlichen Liegenddruckspitzen bei bestehender Kammerwinkeldysgenesie. Das PERG des LA ist bereits pathologisch. Eine Therapie ist somit notwendig.

Aufgrund des präperimetrischen Schadens ist eine zunächst medikamentöse Therapie auch in diesem jungen Alter gerechtfertigt. Die pharmakologisch prinzipiell nicht synergistisch wirkende Kombination von Prostaglandinanalogon und Pilocarpin zeigt in diesem Fall einen guten drucksenkenden, additiven Effekt.

Eine Trabekulektomie als erste chirurgische Intervention erscheint riskant (junges Alter, postoperative Vernarbungsrate, Kataraktentwicklung, Infektionsrisiko) bei noch präperimetrischer Läsion. Als mögliche primäre Eingriffe sollten eine Goniotomie oder eine Trabekulotomie diskutiert werden: Die Eingriffe setzen an der bestehenden Kammerwinkeldysgenesie an, die Goniotomie schont zudem die Bindehaut.

5.6   Fall 38

5.6.1 Anamnese, Befund

» Patient, Jahrgang 1997
» Ehlers-Danlos-Syndrom Typ VIIc (Dermatosparaxie)
» Arnold-Chiari-Malformation Typ 1
» Externe Befunde:
  – seit 2003 Orthoptik bei Hyperopie und Astigmatismus
  – 9/2007 erstmals Papillenexkavation aufgefallen, max. IOD 40 mmHg / 45 mmHg
  – Initiierung Lokaltherapie: Dorzolamid/Timolol plus Latanoprost: stets unter 20 mmHg
  – Pachymetrie: RA 651 µm; LA 602 µm
» Eigene Befunde:
  – VAA beidseits unauffällig, keine Auffälligkeiten der Linse und des Kammerwinkels
  – Dorzolamid/Timolol plus Latanoprost: RA 17–18 mmHg; LA 19–27 mmHg
  – β-Blocker werden systemisch gut vertragen, Therapie realistisch anwendbar

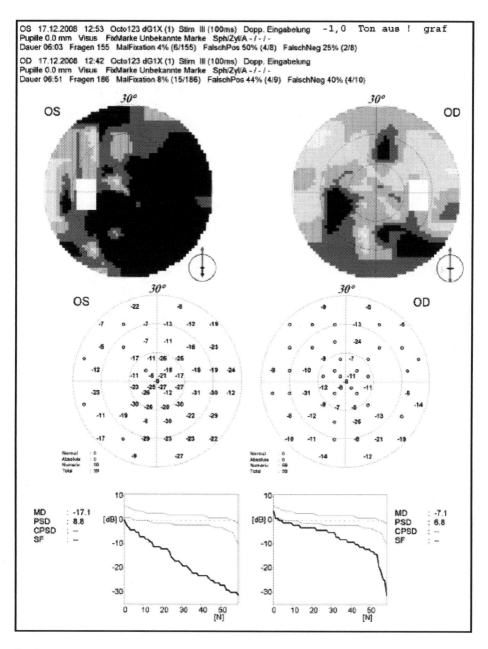

Abb. 5.19. Octopus-Gesichtsfeld

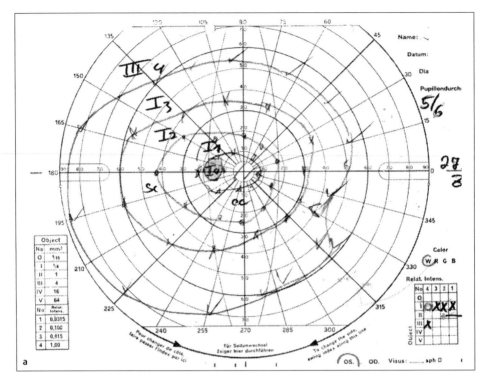

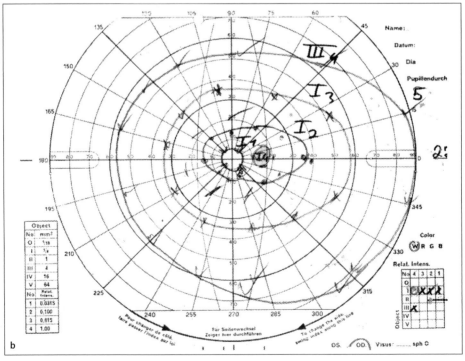

◼ **Abb. 5.20a,b.** Goldmann-Gesichtsfeld. **a** Linkes Auge, **b** rechtes Auge

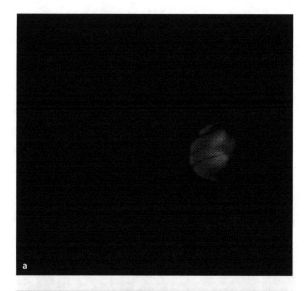

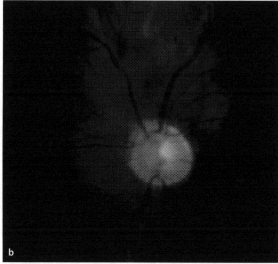

◩ **Abb. 5.21a,b.** Papillenfoto

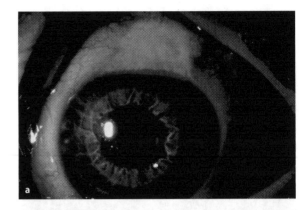

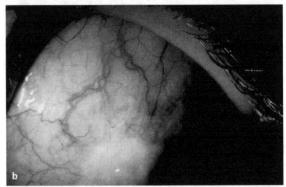

◙ **Abb. 5.22a–c.** Postoperativer Befund: vernarbtes Filterkissen LA 14 Monate postoperativ. Zu beachten ist bei der bestehenden Grunderkrankung die dichte, episklerale Narbenbildung über der angelegten Sklerafistel. Hierzu im Gegensatz zeigt sich ein beginnendes, bläuliches Durchschimmern der Aderhaut durch die sich verdünnende, umgebende Sklera.

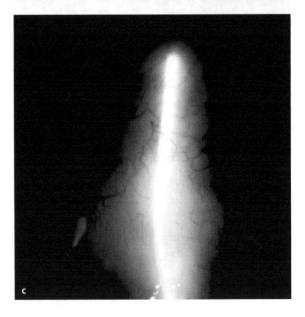

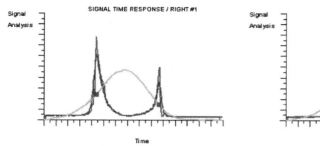
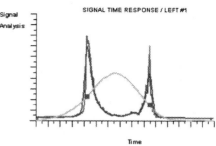

	#	CRF (mmHg.)	CH (mmHg.)
RIGHT	1	14,4	13,6
	Avg.	**14,4**	**13,6**
LEFT	1	12,2	11,4
	Avg.	**12,2**	**11,4**

Abb. 5.23. Ergebnisse der Messung von kornealer Hysterese (CH, Maß für die Viskosität der Hornhaut) und des kornealen Resistenzfaktors (CRF, Maß für die Elastizität der Hornhaut) mittels Ocular Response Analyzer (ORA), gemessen bei Augeninnendruckwerten im statistischen Normbereich

5.6.2 Diskussion

Das Ehlers-Danlos-Syndrom (EDS) Typ VIIc (Dermatosparaxie) ist ein autosomal dominant vererbter Mangel an N-terminaler Prokollagen-1-Peptidase. Das Krankheitsbild ist gekennzeichnet durch eine äußerst fragile und »hängende« Haut sowie durch die Ausbildung von Hernien und Hämangiomen.

Bei der Arnold-Chiari-Malformation handelt es sich um einen Tieferstand der Kleinhirntonsillen, isoliert oder in Kombination mit einer Kaudalverlagerung der Medulla oblongata. Dieser hier vorliegende Typ 1 verläuft meist bis ins Erwachsenenalter asymptomatisch und ohne Erhöhung des Liquordruckes, so auch bei dem hier vorgestellten Patienten.

Es gilt zu beachten, dass zwischen dem Octopus-Gesichtsfeld (wiederholte Untersuchung) und dem Goldmann-Gesichtsfeld eine Diskrepanz besteht. Aufgrund des jungen Alters des Patienten erscheint die Compliance des Goldmann-Gesichtsfeldes besser, das Ergebnis somit valider.

Bei fortgeschrittener, linksseitiger Exkavation der Papille, welche sich bereits funktionell in einem peripher beginnenden Bogenausfall manifestiert hatte, und medikamentös instabiler Augeninnendrucklage besteht die Indikation zur filtrierenden Chirurgie, dies bei durch die Grunderkrankung schwieriger Ausgangssituation (fragiles Gewebe). Bei vermuteter schwieriger Heilung postoperativ wurde ein limbusbasierter Bindehautzugang gewählt. Bei fehlenden Daten zur Sklerapermeabilität bei EDS wurde Mitomycin C für lediglich 1 min appliziert. Der postoperative Verlauf gestaltete sich komplikationsfrei.

Die Ätiologie des Glaukoms bei EDS ist bislang nicht hinreichend geklärt. In der Literatur werden als okuläre Komplikationen bei EDS blaue Skleren, Keratokonus, in einzelnen Fällen Mikrokornea sowie Myopie und Netzhautablösung berichtet [3].

Es ist interessant, dass trotz des äußerst fragilen Bindegewebes bei Dermatosparaxie der Patient hyperop ist, die Messwerte für CH und CRF über der Norm liegen und eine deutlich erhöhte Pachymetrie vorliegt. Es scheint eine erhöhte (steifere) Gewebeviskoelastizität der Hornhaut vorzuliegen, welche im Gegensatz zu der ansonsten fehlenden Gewebestabilität steht. Die Gewebeschwäche manifestiert sich am Auge lediglich in Form einer beginnenden Skleromalazie.

Es ist zum jetzigen Zeitpunkt noch spekulativ, ob die Aspekte der Biomechanik als Ursache oder Reaktion auf das Glaukom zu interpretieren sind, inwieweit die Bindegewebsstruktur der Lamina cribrosa und der peripapillären Sklera ebenfalls Auffälligkeiten zeigen würden. Daten aus der Literatur fehlen hierzu.

Künftige Verlaufskontrollen sollten anhand von Papillenfotos und Goldmann-Gesichtsfeld erfolgen.

5.7   Fall 39

5.7.1 Anamnese, Befund

- Patientin, Jahrgang 1968
- einseitiges Sekundärglaukom bei Heterochromiezyklitis
- chronische Steroidtherapie erforderlich, in unregelmäßigen Abständen auch systemisch
- Z. n. Pseudophakisierung
- Z. n. 1-mal Filtrationschirurgie
- Z. n. 5-mal ZPK
- Z. n. Gold-Shunt-Implantation
- Druckwerte unter Maximaltherapie (inkl. Azetazolamid) weiter um 30 mmHg
- Indikation zur Implantation eines Baerveldt-Drainageimplantates

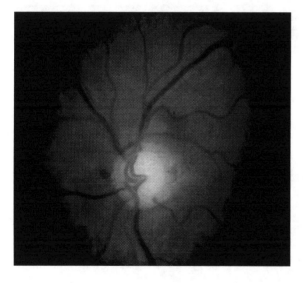

◘ Abb. 5.24. Papillenfoto

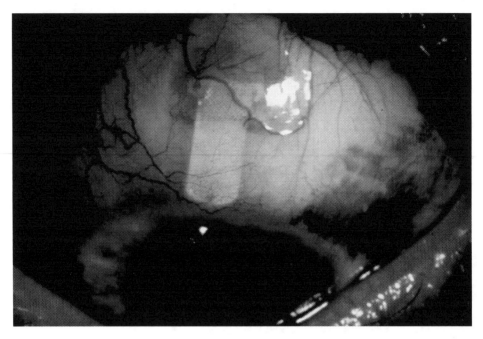

◉ **Abb. 5.25.** Gold-Shunt in-situ

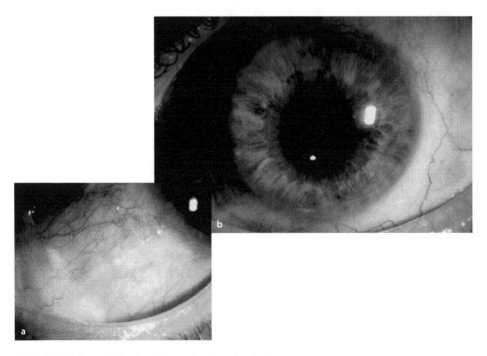

◉ **Abb. 5.26a,b.** Baerveldt-Implantat im nasal unteren Quadranten

5.7.2 Diskussion

Aufgrund der chirurgischen Vorgeschichte war keine gesunde Bindehaut in der oberen Zirkumferenz mehr vorhanden. Die Erfolgsraten der filtrierenden Chirurgie mit adjunvanter Applikation von Mitomycin C sind bei heterochromiezyklitischen Augen als schlecht einzustufen. Zyklodestruktive Eingriffe ziehen oft eine ausgeprägte postoperative Entzündungsreaktion nach sich. Es wurde daher die Indikation für ein Baerveldt-Drainageimplantat gestellt. Dies wurde im nasal unteren Quadranten platziert, bei dort guter Bindehaut. Zudem behindert hier kein schräger Augenmuskel die Implantation. Postoperativ komplikationsloser Verlauf, keine verstärkte Entzündungsreaktion. Perioperativ intensive lokale (Dexamethason) sowie systemische Steroidgabe (Methylprednisolon).

Der Gold-Shunt ist ein Implantat aus hoch aufgereinigtem Gold, welches über feine Kanäle in seinem Inneren das Kammerwasser aus der Vorderkammer in den Suprachoroidalraum leitet. Dies ist der Spalt zwischen Choroidea und Sklera. Das Kammerwasser wird hier von der Aderhaut resorbiert, was in einer intraokularen Drucksenkung resultiert. Das Prinzip der IOD-Senkung über die resorptive Kapazität der Choroidea lag bereits der Retinektomie zugrunde, welche bei therapierefraktären Glaukomen angewandt wurde [2].

Üblicherweise wird der Shunt nach posterior unter die Sklera gelegt, die Sklera war in diesem Fall über dem Shunt gänzlich atrophiert. Der Gold-Shunt wurde in-situ belassen: es hatte sich gezeigt, dass das Implantat in der Vergangenheit die Häufigkeit der Uveitisschübe nicht erhöht hatte. Der Gold-Shunt verursacht dieser Patientin keine lokalen Schmerzen, wie dies bei anderen Fällen auch ohne begleitende Entzündungsreaktion beobachtet werden kann. Die offensichtlich deutliche Gewebearrosion mit lokaler Skleromalazie ließ eine chirurgische Entfernung des Shunts komplikationsträchtig erscheinen. Histologische Untersuchungen explantierter Shunts anderer Augen hatten eine deutliche Fibroblastenreaktion um das Implantat gezeigt, der Shunt war fest mit dem umliegenden Gewebe verwachsen.

Der Befund mit Baerveldt-Implantat zeigte sich im klinischen Verlauf stabil, keine vermehrte uveitische Aktivität. IOD-Werte um 17 mmHg ohne Therapie.

5.8   Fall 40

5.8.1 Anamnese, Befund

- Patient, Jahrgang 1971
- Erstvorstellung
- linksseitig erhöhter Augeninnendruck bis 42 mmHg (Zufallsbefund)
- einseitige, fortgeschrittene Papillenexkavation
- Vorgeschichte unauffällig
- Visus: RA 1,25; LA 0,3

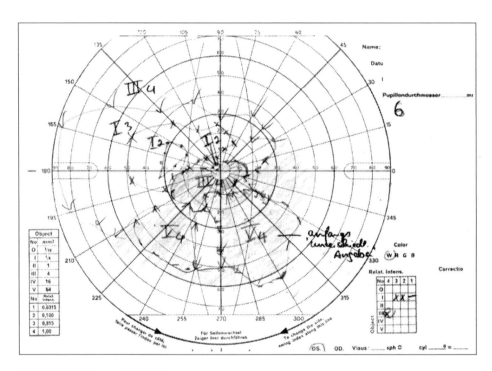

Abb. 5.27. Goldmann-Gesichtsfeld

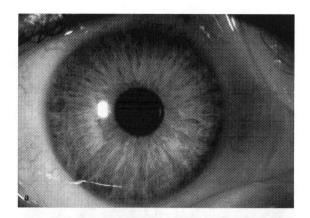

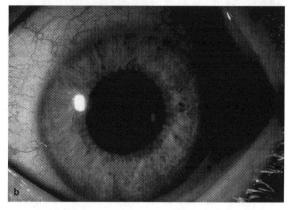

🔲 **Abb. 5.28a,b.** Vorderabschnittsfoto im Seitenvergleich, pharmakologisch nicht beeinflusst

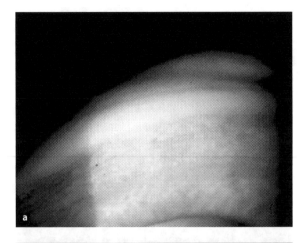

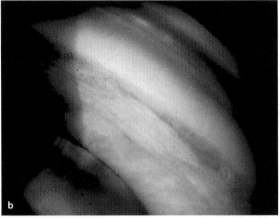

⚙ **Abb. 5.29a–c.** Gonioskopie LA: Es erscheinen vereinzelte Iriszipfel bis zum Trabekelmaschenwerk zu reichen. Streckenweise erscheint die periphere Iris breitbasig in den Kammerwinkel hochgezogen. Keine Rubeosis. Kein Embryotoxon posterius

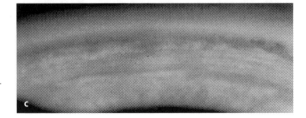

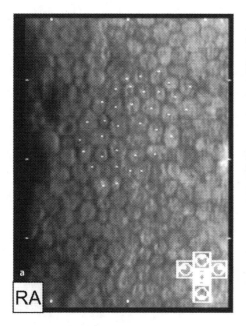

⚙ Abb. 5.30a,b. Endothelmikroskopie. **a** Am rechten Auge stellen sich die Endothelzellen unauffällig dar, dunkel abgrenzbare Zellkerne (die weißen Punkte in einigen Endothelzellen entsprechen Markierungen zur Bestimmung der Endothelzellzahl). Die Endothelzellzahl liegt im Normbereich. **b** Am linken Auge sind keine Zellgrenzen oder differenzierte zelluläre Strukturen darstellbar. Es erscheinen an einigen Stellen weiße Punkte, die der typischen inversen Darstellung der Zellkerne bei ICE-Syndrom entsprechen

5.8.2 Diskussion

Es besteht eine einseitige Augeninnendruckerhöhung bei einem jungen Mann, unter Maximaltherapie weiterhin um 30 mmHg. Die Pupille ist einseitig entrundet, ein Anfallsgeschehen in der Vorgeschichte ist aufgrund der Anatomie des Vorderabschnittes nicht anzunehmen.

Die Gonioskopie zeigt eine partiell breitbasig nach anterior gezogene periphere Iris. Die Endothelzellen am linken Auge sind bei klarer Hornhaut nicht darstellbar.

Es handelt sich um ein typisch einseitiges iridocorneoendotheliales (ICE) Syndrom. Hierbei führen metaplastische Hornhautendothelzellen zu einer Überwucherung des Kammerwinkels und der Iris. Kontraktile Eigenschaften lassen die Iris verziehen (eine zweite Pupille kann entstehen). Der Kammerwinkel wird somit nicht nur von metaplastischem Endothel ausgekleidet, sondern zusätzlich durch die Ausbildung anteriorer Synechierungen verschlossen.

Augen mit ICE-Syndrom lassen sich häufig eine Zeitlang gut medikamentös einstellen, zeigen jedoch häufig recht plötzlich einen deutlichen Anstieg des Augeninnendruckniveaus. Dies erfordert dann ein chirurgisches Vorgehen. Kammerwinkelchirurgische Eingriffe eröffnen aus pathophysiologischer Sicht keine Aussicht auf Erfolg, es besteht die Indikation zur zunächst filtrierenden, im weiteren Verlauf soweit erforderlich auch drainierenden Chirurgie (Trabekulektomie mit Mitomycin C, Baerveldt- oder Ahmed-Implantat).

Literatur

[1] Bach M, Hoffman MB (2008) Update on the pattern electroretinogramm in glaucoma. Optom Vis Sci 85(6): 386-395

[2] Rezai KA, Kirchhoff, B, Heimann K (1995) Posterior drainage of intraocular fluid: an experimental approach on bovine cadaver eyes. Ger J Ophthalmol 4(5):275-8

[3] Beighton P (1970) Serious ophthalmological Complications in the Ehlers-Danlos-Syndrome. Brit J Ophthalmol 54:263–8

Patientenserie 41–48

T. Klink

6.1   Fall 41

6.1.1 Anamnese, Befund

- Patient, 66 Jahre
- seit 3 Tagen Nebelsehen
- Visus: RA 1,0; LA 0,5
- IOD: RA 18 mmHg; LA 65 mmHg
- VAA: LA EÖ +, VK-Reiz +, Pupille queroval
- Fundus: LA glaukomatöse Papillenexcavation

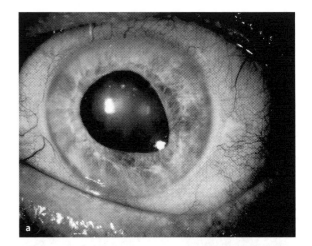

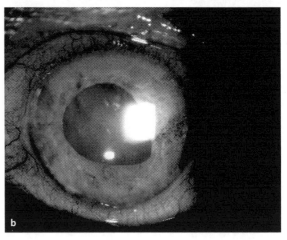

⬛ Abb. 6.1a,b. Massiver Pigmentblattverlust durch Transillumination sichtbar

6.1.2 Diskussion

Der 66-jährige Patient gab anamnestisch rezidivierende Episoden von »Nebelsehen« seit 1984 an, wobei er seit 10 Jahren keine Beschwerden mehr hatte. Bei entzündlichen Vorderabschnittsveränderungen (Endotheliitis, speckige Endothelbeschläge) und einem wegweisenden fleckförmigen Pigmentblattverlust lag die Diagnose eines Herpes-assoziierten Sekundärglaukoms nahe. Das rezidivierende Auftreten hatte bereits zu einer Papillenschädigung mit konsekutiven GF-Ausfällen geführt. Aufgrund der doch sehr typischen Befundkonstellation wurde auf eine Vorderkammerpunktion verzichtet. Differenzialdiagnostisch wurde auch ein Posner-Schlossman-Syndrom diskutiert. Der Patient sprach jedoch gut auf die Therapie mit Aciclovir an. Die Therapie erfolgte mittels lokaler und initial systemischer Augeninnendrucksenkung, Zykloplegie, lokaler Steroid-, sowie Aciclovirtherapie. Systemisch wurde Aciclovir intravenös für 14 Tage verabreicht (10 mg/kg KG) und dann auf eine orale Erhaltungstherapie mit 2-mal 400mg für mindestens 6 Monate fortgeführt.

6.2   Fall 42

6.2.1   Anamnese, Befund

- Patient, 60 Jahre
- Allgemeinanamnese: grenzwertige RR-Lage (155/95)
- Anamnese: Zufallsbefund 9/2006, IOD max. 15/17 mmHg
- Visus: RA 1,0; LA 1,0
- IOD: RA 16 mmHg; LA 17 mmHg
- VAA: R/L ohne pathologischen Befund (einschließlich Gonioskopie)

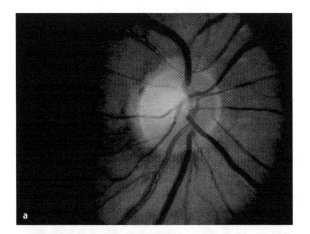

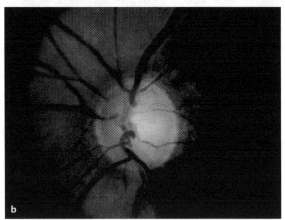

◙ **Abb. 6.2a,b.** Papillenbefund.
a Rechtes Auge, **b** linkes Auge

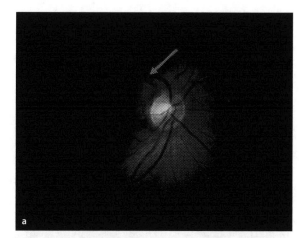

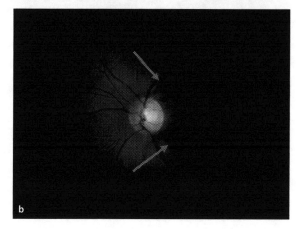

◙ **Abb. 6.3a,b.** Nervenfaserbündeldefekte im rotfreien Licht (Pfeile).
a Rechtes Auge, **b** linkes Auge

6.2.2 Diskussion

Ein 60-jähriger Patient stellte sich zur Mitbeurteilung bei auffälliger Papillenexcavation am linken Auge vor. Die Veränderung war bei einer Routinekontrolle aufgefallen. Außer einer grenzwertig hypertensiven Blutdrucklage waren nach internistischer Abklärung keine weiteren Erkrankungen aufgefallen. Die Gesichtsfelduntersuchung schien zunächst nicht mit der Papillenexcavation nach temporal unten übereinzustimmen. Die Untersuchung im rotfreien Licht an der Angiographiekamera zeigte jedoch eindeutig die Nervenfaserbündeldefekte links temporal oben und unten sowie am rechten Auge nach temporal oben. Für den schmalen Nervenfaserbündeldefekt am linken Auge nach temporal unten fand sich weder in der statischen noch in der kinetischen Perimetrie ein eindeutiges Korrelat. Die Wiederholung des Gesichtsfeldes scheint bezogen auf den Nervenfaserausfall links sinnvoll zu sein. Die Abklärung bei Verdacht auf Normaldruckglaukom sollte eine Tagesdruckkurve mit Nachtmessung, eine 24-Stunden-Blutdruckmessung, eine Dopplersonographie der extrakraniellen und okulären Gefäße beinhalten sowie eine Magnetresonanztomographie (speziell sollte hier auf »white-matter lesions« geachtet werden).

Die Untersuchungen zeigten lediglich die bekannte grenzwertig hypertensive Blutdrucklage. Die Diagnose Normaldruckglaukom wurde gestellt und eine Therapie mit einem Prostaglandin begonnen.

6.3   Fall 43

6.3.1 Anamnese, Befund

- Patient, 68 Jahre
- Anamnese: seit 1 Jahre bekannte Veränderung am LA, seit 2 Tagen Sehverschlechterung und Druckgefühl
- Visus: RA 1,0; LA 0,6
- IOD: RA 10 mmHg; LA 30 mmHg

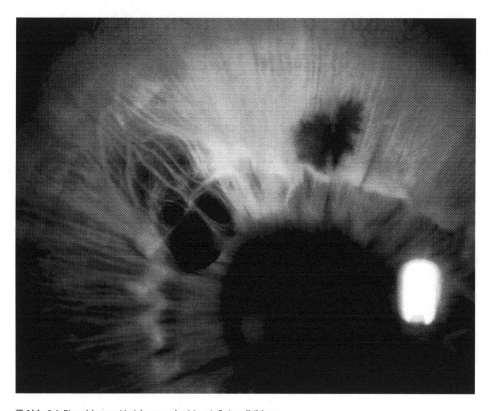

☒ **Abb. 6.4.** Eingebluteter Varixknoten der Iris mit Spiegelbildung

6.3.2 Diskussion

Ein 68-jähriger Patient mit seit August 2007 diagnostizierter Varix der Iris am rechten Auge stellte sich aufgrund eines Augeninnendruckanstiegs nach rezidivierenden Blutungen mit Hyphaemabildung im April 2008 vor. Im Ultraschallbiomikroskop stellte sich eine zystische Struktur der Iris mit einer Ausdehnung von 3,0 × 2,9 mm und Prominenz von 1,7 mm im oberen temporalen Quadranten dar. Klinisch imponierte der Befund nach Blutresorption mit zystisch aufgelockertem Irisstroma, durch das das Pigmentblatt sichtbar war. In dem beschriebenen Fall wurde die Therapie mithilfe eines thermischen Lasers gewählt, um das Komplikationsrisiko, wie z. B. Diplopie und Kataraktbildung nach Sektoriridektomie, zu minimieren. Die Sehschärfe betrug nach Resorption des Hyphaemas 1,0.

Die Umstellung des Varixknotens wurde zunächst mit einem Argonlaser durchgeführt (Energie: 260–340 mW, Expositionsdauer: 0,2 s, Spotgröße: 200 μm). Nach einem 4-wöchigen Intervall kam es erneut zu einer Einblutung in den Varixknoten mit Hyphaemabildung. Anschließend erfolgte eine erneute Laserbehandlung zirkulär und auf der Läsion mithilfe des Diodenlasers (Energie: 400 mW, Expositionsdauer: 0,2 s, Spotgröße: 300 μm). Zuletzt stellte sich der Befund als komplett thrombosierter Varixknoten ohne Rezidivblutung dar. Auch die Durchführung einer photodynamischen Therapie wurde diskutiert, da aber die Irisangiographie kein zuführendes Gefäß zeigte, wurde dieser Ansatz nicht weiter verfolgt. Bei erneuter Einblutung ist eine Sektoriridektomie mit Linsenentfernung und Irisnaht geplant.

6.4   Fall 44

6.4.1   Anamnese, Befund

- Patientin, 37 Jahre
- Anamnese: RA Glaukom, Erstdiagnose 1995
- Visus: RA 0,7; LA 0,7 (beidseits –6,0 sph.)
- IOD: RA 39 mmHg; LA 18 mmHg
- Fundus: RA Papille glaukomatöse Excavation, LA ohne pathologischen Befund
- HH-Pachymetrie: RA 663 μm; LA 580 μm
- Therapie: β-Blocker, Brinzolamid!, Dorzolamid!

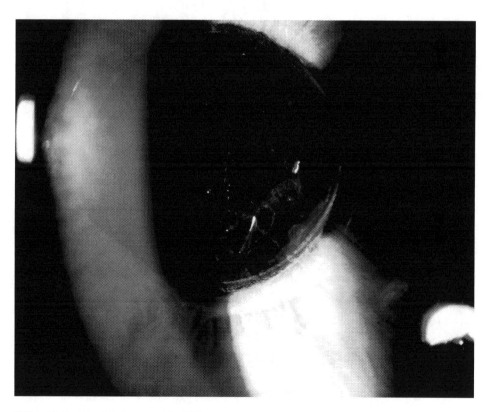

◘ Abb. 6.5. Pseudoexfoliationsmaterial auf ICL

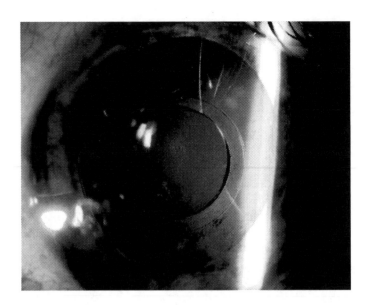

Abb. 6.6. Posteriore ICL

6.4.2 Diskussion

Eine 37-jährige Patientin stellte sich mit der Frage nach einer operativen drucksenkenden Maßnahme am rechten Auge vor. Es lag ein einseitiges Glaukom vor, das seit 1995 bekannt war. 1985 war an diesem Auge, bei vorhandener Anisometropie eine intraokuläre Kontaktlinse (ICL) eingepflanzt worden (Linsenposition im Sulcus ciliaris bei phakem Auge). Die Untersuchung zeigte einen regelrechten Linsensitz und ein deutliches Pseudoexfoliationssyndrom. Differenzialdiagnostisch kommt als Glaukomgenese neben dem Pseudoexfoliationssyndrom auch ein ICL-assoziiertes Sekundärglaukom infrage. In der Literatur finden sich für diesen refraktiven Linsentyp (Fyodorov's Posterior Chamber Phakic Intraocular Lens) Sekundärglaukomraten von 5–50%. Des Weiteren könnte auch die ICL der entscheidende Auslöser für die Entstehung des Pseudoexfoliationssyndroms sein. Die Träger des PEX-Gens scheinen nicht immer die Erkrankung zu entwickeln, sodass ein zusätzliches von außen kommendes auslösendes Ereignis vermutet werden könnte.

Da die Patientin mit Ihrem Refraktionsgleichgewicht von beidseits –6,0 dptr. sehr zufrieden war, wurde zunächst die lokale Therapie erweitert und eine Argon-Laser-Trabekuloplastik durchgeführt. Nach fehlender Druckregulation wurde eine Zyklophotokoagulation angeschlossen. Auch dieser Eingriff erbrachte nicht die gewünschte IOD-Regulation. Schließlich wurde die Extraktion der ICL mit gleichzeitiger Kataraktoperation und Hinterkammerlinsenimplantation vorgenommen. Nach diesem Eingriff war der IOD mit zusätzlicher Lokaltherapie reguliert.

6.5   Fall 45

6.5.1   Anamnese, Befund

- Patient, 46 Jahre
- seit Vortag LA: Schmerzen, Tränen, Rötung
- Visus: RA 1,0, LA Fingerzählen, Lichtscheinprojektion intakt
- IOD: RA 12 mmHg, LA 35 mmHg (beim niedergelassenen Augenarzt 55 mmHg)
- VAA: R/L enger KW-Eingang, flache VK, LA Epithelödem und Stromaödem ++, Descemetfalten ++, Sphinkterparese, Linse mit Glaukomflecken
- Fundus: LA kein Einblick

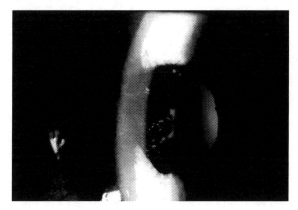

⬛ **Abb. 6.7.** Akuter Winkelverschluss LA mit Sphinkterparese und Glaukomflecken

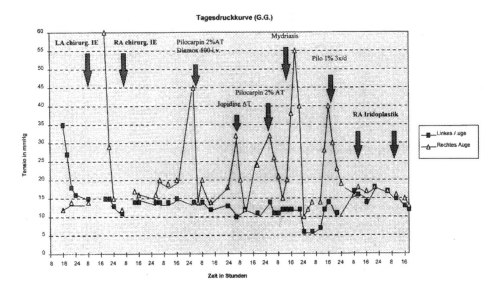

⬛ **Abb. 6.8.** Tagesdruckkurve mit Interventionen

6.5.2 Diskussion

Ein 46-jähriger Patient stellte sich mit den klassischen Symptomen und Befunden eines akuten Winkelverschlusses am linken Auge vor. Die Therapie erfolgte entsprechend mit einer lokalen und systemischen konservativen Augeninnendrucksenkung mit nachfolgender basaler chirurgischer Iridektomie. Der IOD konnte so am linken Auge dauerhaft reguliert werden. Am Abend des Operationstages des linken Auges kam es zum IOD-Anstieg am rechten Auge auf 60 mmHg mit konsekutiver Hornhautdekompensation und Visusreduktion.

Unter der Vorstellung des gleichen Mechanismus erfolgte die Therapie in gleicher Weise. Die nach Operation am rechten Auge vorgenommene Achsenlängenmessung ergab rechts 21,86 mm und links 21,64 mm. Am rechten Auge kam es 2 Tage postoperativ zum erneuten IOD-Anstieg auf 45 mmHg trotz offener Iridektomie. Differenzialdiagnostisch kam ein ziliolentikulärer Blockmechanismus, eine Plateauiriskonfiguration und ein chronisches Winkelblockglaukom infrage. Da sich mit Parasympathomimetika eine schnelle und effektive Drucksenkung erzielen ließ, schied der ziliolentikuläre Blockmechanismus aus. Um das Vorliegen einer Plateauiriskonfiguration abzuklären, wurde ein Mydriasisprovokationstest mit Phenylephrin vorgenommen, dieser zeigte einen deutlichen Augeninnendruckanstieg auf 55 mmHg. Die zur Bestätigung veranlasste Ultraschallbiomikroskopie zeigte jedoch keine Plateauiriskonfiguration, sodass auch diese Diagnose ausgeschlossen wurde.

Die nach aufklaren der Hornhaut durchgeführte Gonioskopie zeigte am rechten Auge eine flächige Synechierung der oberen Kammerwinkelzirkumferenz, der übrige Kammerwinkel war bis zum Trabekelmaschenwerk einsehbar. Am linken Auge war der Kammerwinkel zirkulär mindestens bis zum Trabekelmaschenwerk einsehbar. Die nochmalige Anamnese ergab einen seit Monaten bestehenden rezidivierenden Stirn und Schläfen betonten Kopfschmerz rechts, der als Clusterkopfschmerz durch den Neurologen behandelt wurde.

Es wurde daraufhin die Diagnose intermittierender Winkelverschluss im SInne eines chronischen Winkelblockglaukoms gestellt. Therapeutisch wurde eine Laseriridoplastik (Herdgröße: 300 µm, 300–600 mW, Zeit 0,2–0,5 s, ca. 30 Herde über 360°) zur Schrumpfung der Irisbasis und Kammerwinkelerweiterung vorgenommen und eine lokale drucksenkende Dauertherapie begonnen.

6.6 Fall 46

6.6.1 Anamnese, Befund

- Patientin, 71 Jahre
- Glaukom, Erstdiagnose 1991
- Therapie: Brimonidin, Prostaglandin
- Visus: RA 0,2; LA 1,25
- IOD: RA 24 mmHg; LA 26 mmHg
- Fundus: R/L kleine Papillen, RA randständige Papillenexcavation

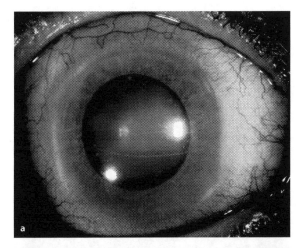

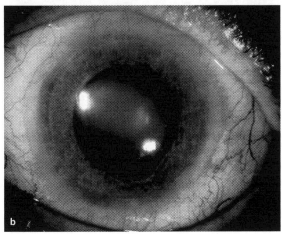

◻ Abb. 6.9. a Rechtes Auge: Descemet-einrisse, Embryotoxon posterius, b linkes Auge: Embryotoxon posterius

6.6.2 Diskussion

Eine 71-jährige Patientin stellte sich mit der Frage weiterer therapeutischer Maßnahmen bei fortgeschrittenem Glaukomschaden am rechten Auge vor. Die Untersuchung ergab beidseits eine unzureichende Augeninnendruckeinstellung, wobei ein Papillen- und Gesichtsfeldschaden nur rechts feststellbar war. Am rechten Auge lag auch eine erhebliche gesichtsfeldbedingte Sehschärfenminderung vor. Der Hornhautbefund zeigte rechts zwei horizontal verlaufende, kongenital entstandene Descemeteinrisse. An beiden Augen fand sich zirkulär ein deutliches Embryotoxon posterius.

Differenzialdiagnostisch kann man in diesem Fall zum einen an ein Axenfeld-Rieger-Syndrom mit einseitigem kongenitalem Glaukom und spontaner IOD-Regulation denken. Im Verlauf kommt es dann zu einer erneuten Glaukomentwicklung bei Axenfeld-Rieger-Syndrom oder zur Entstehung eines altersbedingten primären Offenwinkelglaukoms. Allerdings findet sich ein Embryotoxon posterius auch bei ca. 15% der Normalbevölkerung. Eine weitere Möglichkeit wäre eine durch eine Zangengeburt ausgelöste einseitige Hornhautveränderung und ein, wenn auch sehr einseitig betontes, altersbedingtes primäres Offenwinkelglaukom.

Anamnestisch ließen sich keine Details zur Geburt erheben. Therapeutisch wurde am rechten Auge eine Trabekulektomie mit Mitomycin C vorgenommen und am linken Auge zunächst nur die Lokaltherapie ergänzt.

6.7   Fall 47

6.7.1   Anamnese, Befund

- Patientin, 40 Jahre
- Glaukom, Erstdiagnose 2001, IOD max. 27 mmHg
- Visus: RA 1,0; LA 1,0
- IOD: RA 17 mmHg; LA 18 mmHg
- VAA und Fundus: R/L ohne pathologischen Befund
- HH-Pachymetrie: RA 614µm; LA 608µm
- Therapie: Brimonidin, Brinzolamid, Prostaglandin

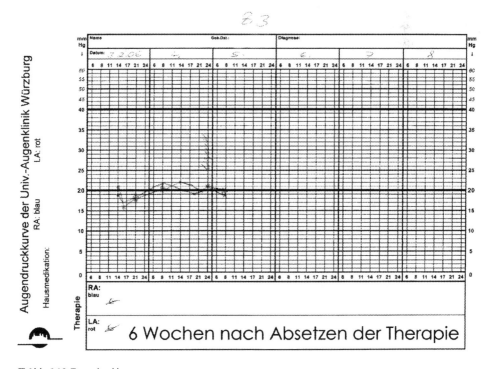

6 Wochen nach Absetzen der Therapie

⬡ Abb. 6.10. Tagesdruckkurve

6.7.2 Diskussion

Eine 40-jährige Patientin stellte sich zur Mitbeurteilung bei seit 2001 diagnostiziertem primärem Offenwinkelglaukom vor. Der maximale IOD wurde mit 27 mmHg angegeben. Bisher erfolgte die Therapie mit 3 Wirkstoffen (Brinzolamid, Brimonidin und Prostaglandin). Bei Erstvorstellung lag der IOD bei 17 bzw. 18 mmHg. Die Sehschärfe war regelrecht, die vorderen Augenabschnitte und der Fundus ebenso. Beidseits war kein Papillenschaden oder Nervenfaserbündeldefekt feststellbar. Die Hornhautpachymetrie zeigte mit 614 und 608 µm erhöhte Werte, sodass eher von einer niedrigeren Drucklage als der gemessenen auszugehen ist. Das 30°-Gesichtsfeld (statische Perimetrie) war regelrecht. Bei fehlenden funktionellen und morphologischen Veränderungen wurde zunächst der Verdacht auf das Vorliegen einer okulären Hypertension gestellt. Nach dem die Lokalmedikation für 6 Wochen ausgesetzt war ergab die Tagesdruckkurve mit Nachtmessung maximale Augeninnendruckwerte bis 22 mmHg. Nach dem Zusammenführen aller Befunde wurde die Konstellation als Normalbefund eingeordnet und die Tropftherapie dauerhaft abgesetzt. Jährliche Kontrollen mit Sehnervendokumentation wurden empfohlen.

6.8   Fall 48

6.8.1 Anamnese, Befund

※ Patientin, 44 Jahre
※ Mitbeurteilung bei ICE-Syndrom, hohe Myopie, IOD max. R/L>20 mmHg
※ Visus: RA 0,8; LA HBW, Lilo intakt
※ VAA: R/L vordere periphere Synechien, R Cat. incip., L Cat. prov.
※ Fundus: RA schüsselförmige Papillenexcavation, myoper Fundus, LA kein Einblick
※ IOD: RA 20 mmHg, LA 48 mmHg
※ Therapie: RA Prostaglandin; LA Brinzolamid, β-Blocker, Prostaglandin

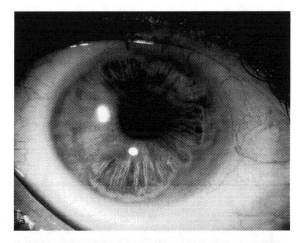

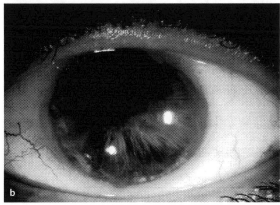

☐ **Abb. 6.11. a** RA Irisstromaspaltung, vordere periphere Synechien, **b** LA Irisstromaspaltung, vordere periphere Synechien, Pupillenverziehung

6.8.2 Diskussion

Eine 44-jährige Patientin wurde zur Mitbeurteilung bei iridocorneoendothelialem Syndrom (ICE-Syndrom) vorgestellt. Zusätzlich lag eine hohe Myopie beidseits vor. Es zeigten sich beidseits periphere vordere Synechien (rechts, im Vergleich zur linken Seite nicht zirkulär). Die Iris zeigte sich nahezu zirkulär aufgefiedert. Die Pupille war links gering nach nasal oben verzogen. Aufgrund der beidseitigen Veränderung schied von vornherein ein ICE-Syndrom (immer streng einseitig) aus. Die Irisspaltung und die peripheren vorderen Synechien weisen differenzialdiagnostisch in Richtung Iridoschisis. Allerdings passen Alter und Pupillenverziehung nicht dazu. Ein Axenfeld-Rieger-Syndrom wäre eine weitere mögliche Differenzialdiagnose (Pupillenverziehung und Beidseitigkeit). Auch wenn die Familienanamnese in diesem Fall nicht wegweisend war, wurde an zuletzt genannter Diagnose festgehalten.

Bei fehlender Augeninnendruckregulation unter einer Dreifachtherapie links erfolgte bei hinterer Schalentrübung zunächst eine Phakoemulsifikation mit Hinterkammerlinsenimplantation. Am rechten Auge wurde eine YAG-Iridotomie durchgeführt, um einer weiteren Synechienbildung entgegenzuwirken. Links musste im Verlauf noch eine Zyklophotokoagulation zur IOD-Senkung angeschlossen werden.

Patientenserie 49–56

G. Michelson, S. Wärntges, C. Rössler

7.1   Fall 49

7.1.1 Anamnese, Befund

- Patient, 66 Jahre
- sekundäres OWG bei Pigmentdispersion
- Hypercholesterinämie, sonst gesund
- Medikament: Statin
- Familienanamnese für Glaukom: leer
- 1987 IOP_{max}: R: 36 mmHg, L: 25 mmHg
- Operationen:
  - RA: LTP 2001, YAG-Iridotomie 2003, MDLTP 2008
  - LA: TE 1997
- Visus:
  - R: –8,25; –1,25/69° = 1,0
  - L: –7,5; –1,0/108° = 1/25
- VAA R/L: keine Kruckenberg-Spindel, PSA ++, sonst keine Irisdefekte, VK tief, sauber
- RA: offene YAG-Iridotomie
- LA: flaches vernarbtes Filterkissen
- Pachymetrie: R 504 µm; L 504 µm

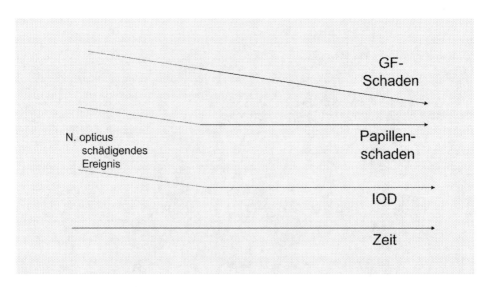

Abb. 7.1. Trotz niedrigem IOP und unveränderter Papillenkonfiguration kommt es zur Gesichtsfeldprogression

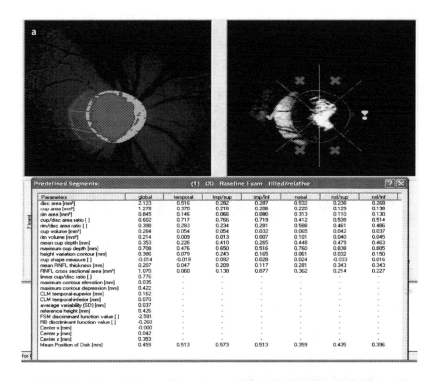

Predefined Segments: (1) OD Baseline Exam tilted/relative

Parameters	global	temporal	tmp/sup	tmp/inf	nasal	nsl/sup	nsl/inf
disc area [mm²]	2.123	0.516	0.282	0.287	0.532	0.238	0.268
cup area [mm²]	1.278	0.370	0.216	0.206	0.220	0.129	0.138
rim area [mm²]	0.845	0.146	0.066	0.080	0.313	0.110	0.130
cup/disc area ratio [ ]	0.602	0.717	0.766	0.719	0.412	0.539	0.514
rim/disc area ratio [ ]	0.398	0.283	0.234	0.281	0.588	0.461	0.486
cup volume [mm³]	0.284	0.054	0.054	0.032	0.065	0.042	0.037
rim volume [mm³]	0.214	0.009	0.013	0.007	0.101	0.040	0.045
mean cup depth [mm]	0.353	0.226	0.410	0.265	0.448	0.479	0.463
maximum cup depth [mm]	0.708	0.476	0.650	0.516	0.760	0.838	0.805
height variation contour [mm]	0.306	0.079	0.243	0.165	0.061	0.032	0.150
cup shape measure [ ]	-0.014	-0.019	0.092	0.028	0.024	-0.033	0.016
mean RNFL thickness [mm]	0.207	0.047	0.209	0.117	0.281	0.343	0.343
RNFL cross sectional area [mm²]	1.070	0.060	0.138	0.077	0.362	0.214	0.227
linear cup/disc ratio [ ]	0.776	-	-	-	-	-	-
maximum contour elevation [mm]	0.035	-	-	-	-	-	-
maximum contour depression [mm]	0.422	-	-	-	-	-	-
CLM temporal-superior [mm]	0.162	-	-	-	-	-	-
CLM temporal-inferior [mm]	0.070	-	-	-	-	-	-
average variability (SD) [mm]	0.037	-	-	-	-	-	-
reference height [mm]	0.426	-	-	-	-	-	-
FSM discriminant function value [ ]	-2.591	-	-	-	-	-	-
RB discriminant function value [ ]	-0.260	-	-	-	-	-	-
Center x [mm]	-0.000	-	-	-	-	-	-
Center y [mm]	0.042	-	-	-	-	-	-
Center z [mm]	0.353	-	-	-	-	-	-
Mean Position of Disk [mm]	0.459	0.513	0.573	0.513	0.359	0.435	0.396

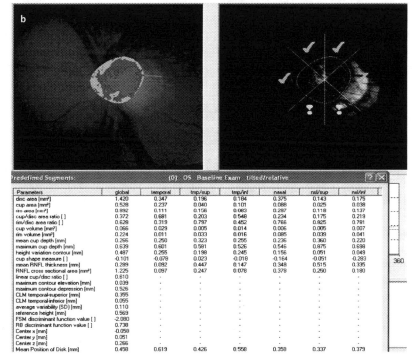

Predefined Segments: (0) OS Baseline Exam tilted/relative

Parameters	global	temporal	tmp/sup	tmp/inf	nasal	nsl/sup	nsl/inf
disc area [mm²]	1.420	0.347	0.196	0.184	0.375	0.143	0.175
cup area [mm²]	0.528	0.237	0.040	0.101	0.088	0.025	0.038
rim area [mm²]	0.892	0.111	0.156	0.083	0.287	0.118	0.137
cup/disc area ratio [ ]	0.372	0.681	0.203	0.548	0.234	0.175	0.219
rim/disc area ratio [ ]	0.628	0.319	0.797	0.452	0.766	0.825	0.781
cup volume [mm³]	0.066	0.029	0.005	0.014	0.006	0.005	0.007
rim volume [mm³]	0.224	0.011	0.033	0.016	0.085	0.039	0.041
mean cup depth [mm]	0.265	0.250	0.323	0.255	0.236	0.360	0.220
maximum cup depth [mm]	0.639	0.601	0.581	0.526	0.546	0.875	0.698
height variation contour [mm]	0.487	0.255	0.198	0.245	0.156	0.051	0.049
cup shape measure [ ]	-0.101	-0.078	0.023	-0.018	-0.164	-0.051	-0.283
mean RNFL thickness [mm]	0.289	0.092	0.447	0.147	0.348	0.515	0.335
RNFL cross sectional area [mm²]	1.225	0.097	0.247	0.078	0.379	0.250	0.180
linear cup/disc ratio [ ]	0.610	-	-	-	-	-	-
maximum contour elevation [mm]	0.039	-	-	-	-	-	-
maximum contour depression [mm]	0.526	-	-	-	-	-	-
CLM temporal-superior [mm]	0.355	-	-	-	-	-	-
CLM temporal-inferior [mm]	0.055	-	-	-	-	-	-
average variability (SD) [mm]	0.110	-	-	-	-	-	-
reference height [mm]	0.569	-	-	-	-	-	-
FSM discriminant function value [ ]	-2.080	-	-	-	-	-	-
RB discriminant function value [ ]	0.738	-	-	-	-	-	-
Center x [mm]	-0.058	-	-	-	-	-	-
Center y [mm]	0.051	-	-	-	-	-	-
Center z [mm]	0.266	-	-	-	-	-	-
Mean Position of Disk [mm]	0.458	0.619	0.426	0.558	0.358	0.337	0.379

Abb. 7.2a,b. HRT. **a** Rechtes Auge: Randsaumverdünnung oben und unten in der Moorefields-Klassifikation, **b** linkes Auge: grenzwertige Randsaumverdünnung unten in der Moorefields-Klassifikation

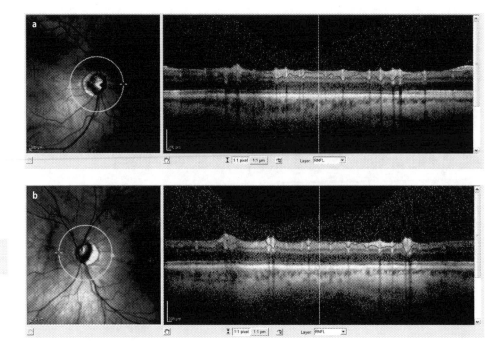

■ Abb. 7.3a,b. Spectral Domain OCT der RNFL. **a** Rechtes Auge: deutliche Abnahme der RNFL im oberen und unteren Quadraten, **b** linkes Auge: Verdünnung der gesamten RNFL

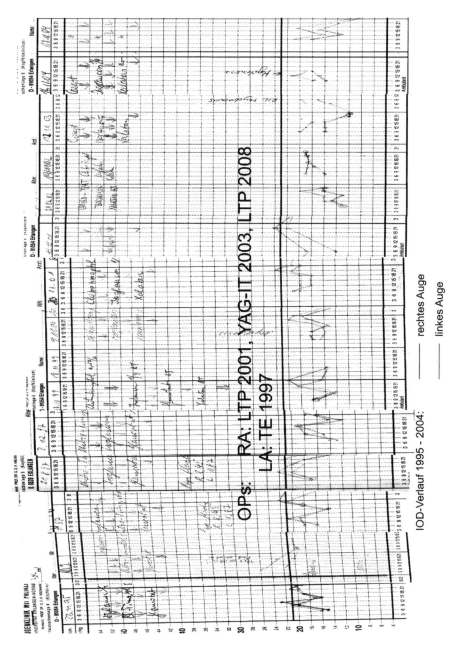

IOD-Verlauf 1995 - 2004:

——— rechtes Auge

——— linkes Auge

⊗ **Abb. 7.4.** Tensioprofil: IOD-Verlauf 1995–2004

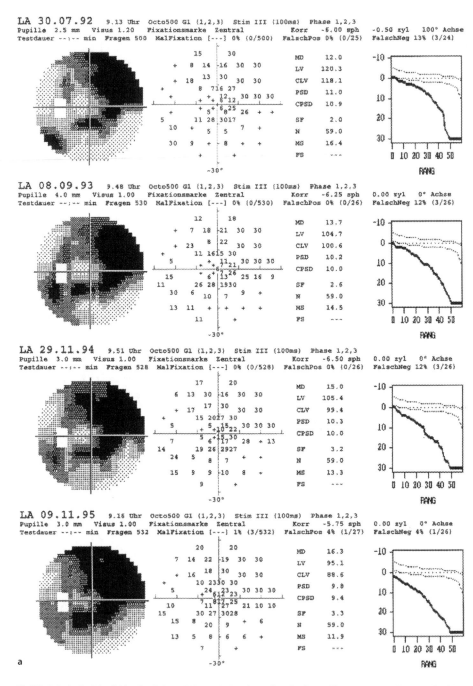

LA 30.07.92 9.13 Uhr Octo500 G1 (1,2,3) Stim III (100ms) Phase 1,2,3
Pupille 2.5 mm Visus 1.20 Fixationsmarke Zentral   Korr -6.00 sph   -0.50 zyl   100° Achse
Testdauer --:-- min Fragen 500 MalFixation [---] 0% (0/500) FalschPos 0% (0/25) FalschNeg 13% (3/24)

MD	12.0
LV	120.3
CLV	118.1
PSD	11.0
CPSD	10.9
SF	2.0
N	59.0
MS	16.4
FS	---

LA 08.09.93 9.48 Uhr Octo500 G1 (1,2,3) Stim III (100ms) Phase 1,2,3
Pupille 4.0 mm Visus 1.00 Fixationsmarke Zentral   Korr -6.25 sph   0.00 zyl   0° Achse
Testdauer --:-- min Fragen 530 MalFixation [---] 0% (0/530) FalschPos 0% (0/26) FalschNeg 12% (3/26)

MD	13.7
LV	104.7
CLV	100.6
PSD	10.2
CPSD	10.0
SF	2.6
N	59.0
MS	14.5
FS	---

LA 29.11.94 9.51 Uhr Octo500 G1 (1,2,3) Stim III (100ms) Phase 1,2,3
Pupille 3.0 mm Visus 1.00 Fixationsmarke Zentral   Korr -6.50 sph   0.00 zyl   0° Achse
Testdauer --:-- min Fragen 528 MalFixation [---] 0% (0/528) FalschPos 0% (0/26) FalschNeg 12% (3/26)

MD	15.0
LV	105.4
CLV	99.4
PSD	10.3
CPSD	10.0
SF	3.2
N	59.0
MS	13.3
FS	---

LA 09.11.95 9.16 Uhr Octo500 G1 (1,2,3) Stim III (100ms) Phase 1,2,3
Pupille 3.0 mm Visus 1.00 Fixationsmarke Zentral   Korr -5.75 sph   0.00 zyl   0° Achse
Testdauer --:-- min Fragen 532 MalFixation [---] 1% (3/532) FalschPos 4% (1/27) FalschNeg 4% (1/26)

MD	16.3
LV	95.1
CLV	88.6
PSD	9.8
CPSD	9.4
SF	3.3
N	59.0
MS	11.9
FS	---

a

⊞ **Abb. 7.5a,b.** Gesichtsfeldverlauf LA. **a** 1992–1999: Zunahme des absoluten Skotoms im nasalen Gesichtsfeld

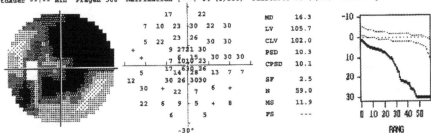

LA 26.11.96   9.21 Uhr Octo500 G1 (1,2,3) Stim III (100ms) Phase 1,2,3
Pupille 2.0 mm   Visus 0.80   Fixationsmarke Zentral   Korr -6.50 sph   0.00 zyl   0° Achse
Testdauer --:-- min Fragen 506 MalFixation [---] 0% (0/506) FalschPos 8% (2/25) FalschNeg 16% (4/25)

```
           17    22              MD    16.3
       7  10  23 30  22  30      LV   105.7
       5  22   23  26   30  30   CLV  102.0
       9  27 21 30               PSD   10.3
       7  0 10 5 23  30 30 30    CPSD  10.1
     17 14 63 28 26  13  7  7
    5    30 26 3030              SF     2.5
  12     30 +          6  +      N     59.0
    22  6  22  7  5  +  8        MS    11.9
       6       5                 FS    ---
              -30°
```

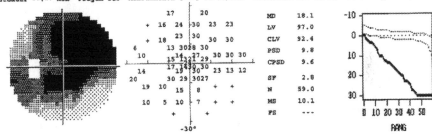

LA 20.11.97   9.55 Uhr Octo500 G1 (1,2,3) Stim III (100ms) Phase 1,2,3
Pupille 3.0 mm   Visus 0.50   Fixationsmarke Zentral   Korr -6.00 sph   0.00 zyl   0° Achse
Testdauer --:-- min Fragen 512 MalFixation [---] 0% (0/512) FalschPos 12% (3/26) FalschNeg 8% (2/25)

```
           17    20              MD    18.1
     + 16  24 30  23  23         LV    97.0
     + 18   23  30   30  30      CLV   92.4
     6   13 30 28 30             PSD    9.8
    10   15 11 31 27 29  30 30 30 CPSD  9.6
    14   17 14 39 0 30  23 13 12
    20     30 29 3027            SF     2.8
    19  10  15  8  +  +          N     59.0
    10  5  10  7  +  +           MS    10.1
       +        +                FS    ---
              -30°
```

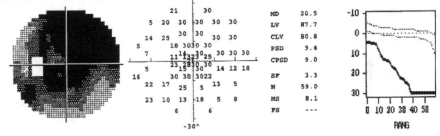

LA 25.11.98   11.16 Uhr Octo500 G1 (1,2,3) Stim III (100ms) Phase 1,2,3
Pupille 3.5 mm   Visus 0.50   Fixationsmarke Zentral   Korr -6.50 sph   -0.25 zyl   115° Achse
Testdauer --:-- min Fragen 492 MalFixation [---] 0% (1/492) FalschPos 0% (0/25) FalschNeg 8% (2/24)

```
           21    30              MD    20.5
     5  20  30 30  30  30        LV    87.7
    14  25  30  30   30  30      CLV   80.8
    5   18 30 30 30              PSD    9.4
    7   11 14 33 30 25  30 30 30 CPSD   9.0
    5   23 28 30 30  14 12 18
   16     30 30 3022             SF     3.3
   22  17  25  5  13  5          N     59.0
   23  10  13 18  5  8           MS     8.1
       6       6                 FS    ---
              -30°
```

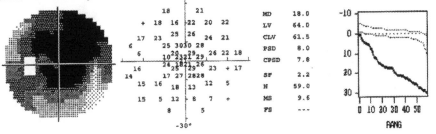

LA 17.11.99   10.06 Uhr Octo500 G1 (1,2,3) Stim III (100ms) Phase 1,2,3
Pupille 3.0 mm   Visus 0.25   Fixationsmarke Zentral   Korr -6.50 sph   0.00 zyl   0° Achse
Testdauer --:-- min Fragen 555 MalFixation [---] 0% (0/555) FalschPos 4% (1/28) FalschNeg 7% (2/27)

```
           18    21              MD    18.0
     + 18  16 22  20  22         LV    64.0
    17  23   25  26   24  21     CLV   61.5
    6   25 30 30 28              PSD    8.0
    6   10 28 32 29 29  26 22 18 CPSD   7.8
    24 28 18 29 26  23  + 17
   16     17 27 2828             SF     2.2
   14  15  16  18  13  12  5     N     59.0
   15  5  12  8  7  +            MS     9.6
       8       5                 FS    ---
              -30°
```

a

▨ **Abb. 7.5a,b.** Gesichtsfeldverlauf LA. **a** 1992–1999: Zunahme des absoluten Skotoms im nasalen Gesichtsfeld

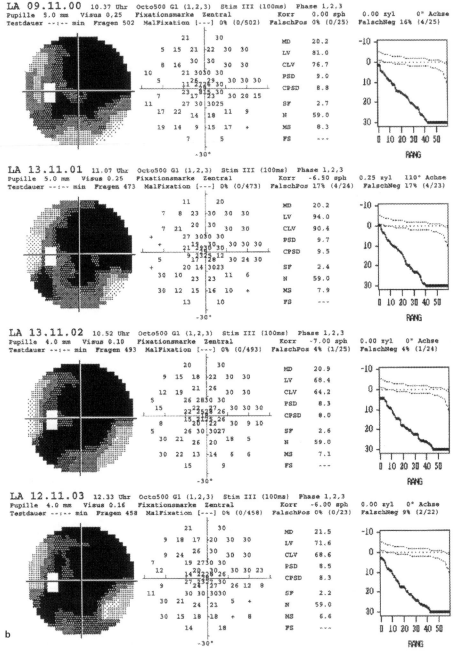

LA 09.11.00 10.37 Uhr Octo500 G1 (1,2,3) Stim III (100ms) Phase 1,2,3
Pupille 5.0 mm Visus 0,25 Fixationsmarke Zentral   Korr   0.00 sph   0.00 zyl   0° Achse
Testdauer --:-- min Fragen 502 MalFixation [---] 0% (0/502) FalschPos 0% (0/25) FalschNeg 16% (4/25)

MD 20.2 LV 81.0 CLV 76.7 PSD 9.0 CPSD 8.8 SF 2.7 N 59.0 MS 8.3 FS ---

LA 13.11.01 11.07 Uhr Octo500 G1 (1,2,3) Stim III (100ms) Phase 1,2,3
Pupille 5.0 mm Visus 0.25 Fixationsmarke Zentral   Korr -6.50 sph   0.25 zyl   110° Achse
Testdauer --:-- min Fragen 473 MalFixation [---] 0% (0/473) FalschPos 17% (4/24) FalschNeg 17% (4/23)

MD 20.2 LV 94.0 CLV 90.4 PSD 9.7 CPSD 9.5 SF 2.4 N 59.0 MS 7.9 FS ---

LA 13.11.02 10.52 Uhr Octo500 G1 (1,2,3) Stim III (100ms) Phase 1,2,3
Pupille 4.0 mm Visus 0.10 Fixationsmarke Zentral   Korr -7.00 sph   0.00 zyl   0° Achse
Testdauer --:-- min Fragen 493 MalFixation [---] 0% (0/493) FalschPos 4% (1/25) FalschNeg 4% (1/24)

MD 20.9 LV 68.4 CLV 64.2 PSD 8.3 CPSD 8.0 SF 2.6 N 59.0 MS 7.1 FS ---

LA 12.11.03 12.33 Uhr Octo500 G1 (1,2,3) Stim III (100ms) Phase 1,2,3
Pupille 4.0 mm Visus 0.16 Fixationsmarke Zentral   Korr -6.00 sph   0.00 zyl   0° Achse
Testdauer --:-- min Fragen 458 MalFixation [---] 0% (0/458) FalschPos 0% (0/23) FalschNeg 9% (2/22)

MD 21.5 LV 71.6 CLV 68.6 PSD 8.5 CPSD 8.3 SF 2.2 N 59.0 MS 6.6 FS ---

b

⊠ **Abb. 7.5a,b.** Gesichtsfeldverlauf LA. **b** 2000–2007: weitere Zunahme des absoluten Skotoms

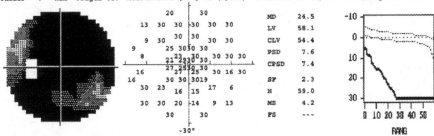

LA 16.11.04 10.14 Uhr Octo500 G1 (1,2,3) Stim III (100ms) Phase 1,2,3
Pupille 4.0 mm Visus .10 Fixationsmarke Zentral Korr -5.50 sph 0.00 zyl 0° Achse
Testdauer --:-- min Fragen 414 MalFixation [---] 0% (0/414) FalschPos 0% (0/21) FalschNeg 25% (5/20)

					MD	24.5
	13	30 30	30 30 30		LV	58.1
	9	30	30	30 30	CLV	54.4
		25 30	30 30		PSD	7.6
	8	21 23 30 30	30 30 30		CPSD	7.4
	16	27 25 30 30	30 16 30		SF	2.3
	16	30 30	3019		N	59.0
	30 23	16	15 17	6	MS	4.2
	30 30	20	14 9	13	FS	---

LA 10.11.05 9.26 Uhr Octo500 G1 (1,2,3) Stim III (100ms) Phase 1,2,3
Pupille 3.0 mm Visus 0.80 Fixationsmarke Zentral Korr -6.00 sph 0.00 zyl 0° Achse
Testdauer --:-- min Fragen 433 MalFixation [---] 0% (0/433) FalschPos 0% (0/22) FalschNeg 10% (2/21)

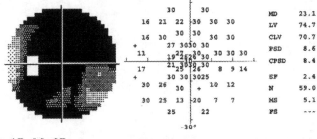
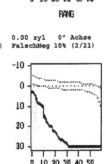

				MD	23.9
8	18 30	30 30 30		LV	69.6
10	23	30	30	CLV	66.4
+	27 30	30		PSD	8.3
8	18 27 30	30 30 30		CPSD	8.1
20	20 25 30 30	27 5 20		SF	2.2
9	30 30	3026		N	59.0
30 26	30	19 16	+	MS	4.6
30 30	22	16 10	9	FS	---

LA 31.10.06 13.33 Uhr Octo500 G1 (1,2,3) Stim III (100ms) Phase 1,2,3
Pupille 3.0 mm Visus 0.63 Fixationsmarke Zentral Korr -6.00 sph 0.00 zyl 0° Achse
Testdauer --:-- min Fragen 438 MalFixation [---] 0% (0/438) FalschPos 5% (1/22) FalschNeg 29% (6/21)

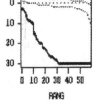

				MD	23.1
16	21 22	30 30 30		LV	74.7
16	30	30	30 30	CLV	70.7
+	27 30	30		PSD	8.6
11	19 27 26 30	30 30 30		CPSD	8.4
17	21 30 30 26 30	8 9 14		SF	2.4
+	30 30	3025		N	59.0
30 26	30	+ 10	12	MS	5.1
30 25	13	20 7	7	FS	---

LA 17.10.07 8.20 Uhr Octo500 G1 (1,2,3) Stim III (100ms) Phase 1,2,3
Pupille 4.0 mm Visus 0.08 Fixationsmarke Zentral Korr -8.00 sph -0.25 zyl 100° Achse
Testdauer --:-- min Fragen 443 MalFixation [---] 0% (0/443) FalschPos 5% (1/22) FalschNeg 23% (5/22)

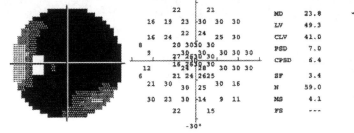
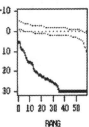
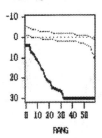

				MD	23.8
16	19 23	30 30 30		LV	49.3
16	24	24	25 30	CLV	41.0
8	20 30	30		PSD	7.0
9	27 30 30 30	30 30 30		CPSD	6.4
12	16 26 30 30	30 30 30		SF	3.4
6	21 24	2625		N	59.0
21 30	30	25 30	16	MS	4.1
30 23	30	14 9	11	FS	---

b

⊗ **Abb. 7.5a,b.** Gesichtsfeldverlauf LA. **b** 2000–2007: weitere Zunahme des absoluten Skotoms

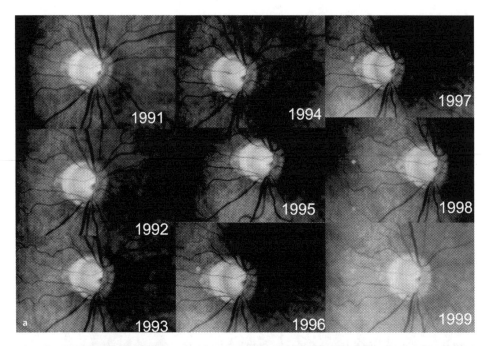

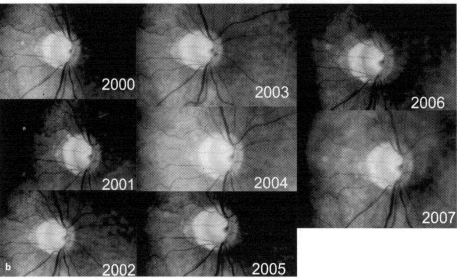

Abb. 7.6a,b. Papillenverlauf: eher keine Veränderung der Randsaumkonfiguration. **a** 1991–1999, **b** 2000–2007

7.1.2 Diskussion

- Papillenbefund stabil
- Tensio reguliert
- funktionelle Progression
- Ursache für die funktionelle Progression ist unklar

7.2   Fall 50

7.2.1 Anamnese, Befund

- Patient, 30 Jahre
- spätjuveniles primäres chronisches Offenwinkelglaukom
- Myopia media, allgemein gesund
- keine Medikamente
- positive Familienanamnese für Glaukom: Mutter und Tante
- Glaukom seit 2005 bekannt (IOP_{max}: R/L 28 mmHg)

Befund 1/2006:
- Visus:
  - RA: –4,25; –0,75/90° = 1,25 p
  - LA: –3,75; –0,75/95° = 1,25p
- Pachymetrie: RA 427 μm; LA 430 μm

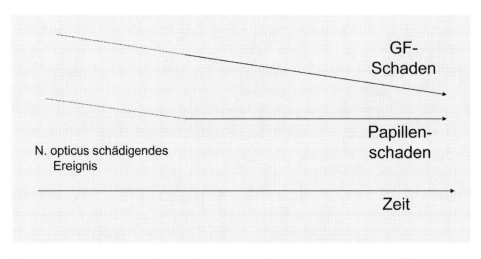

Abb. 7.7. Trotz niedrigem IOP und unveränderter Papillenkonfiguration kommt es zur Gesichtsfeldprogression

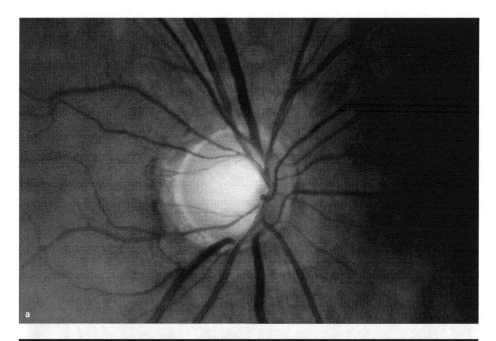

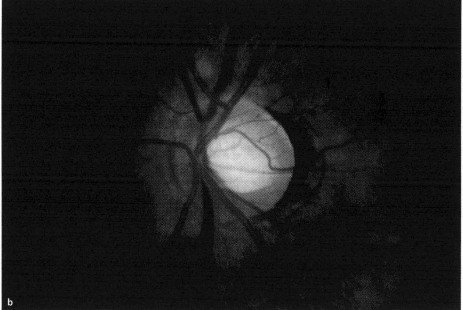

◻ **Abb. 7.8.** Papillen 2008. **a** Rechtes Auge: Kerbe im Randsaum nach temporal unten, **b** linkes Auge: vitale Randsaumkonfiguration

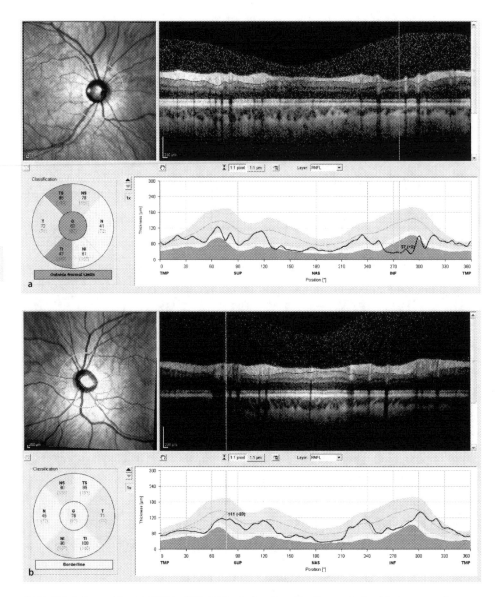

◙ Abb. 7.9a,b. Spectral Domain OCT der RNFL 2009. **a** Rechtes Auge: Verdünnung im Bereich des temporal unteren Quadranten, **b** linkes Auge: regelrechte Dicke der RNFL

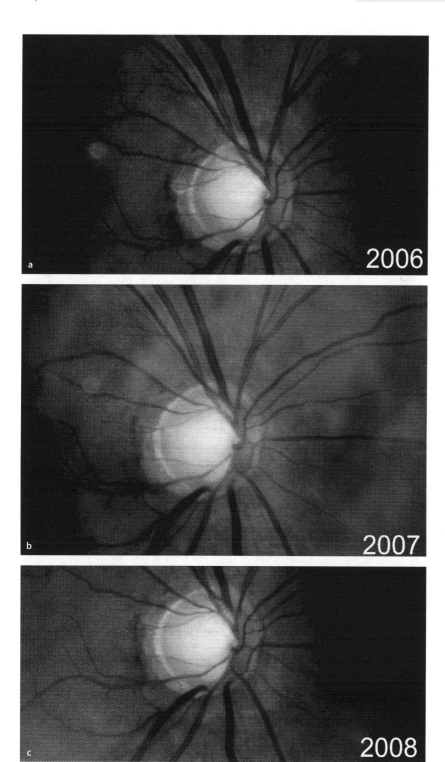

◼ Abb. 7.10a–c. Papillenverlauf RA von 2006–2008: keine Veränderung der Randsaumkonfiguration

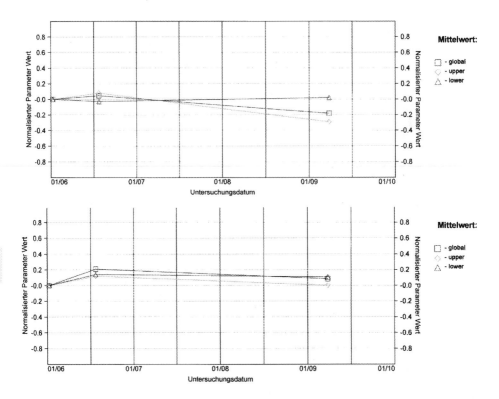

⬡ **Abb. 7.11.** Stereometrische Trendanalyse HRT: RA und LA ohne Progression im Verlauf von 2006–2009

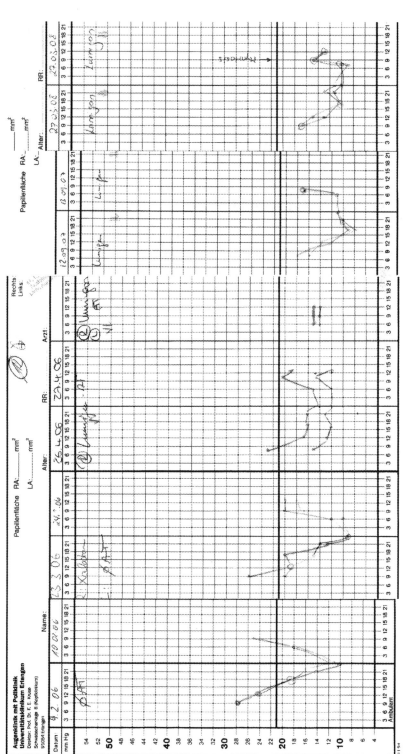

IOD-Verlauf 2006-2008:

——— rechtes Auge

——— linkes Auge

IOD-Verlauf 2006–2008

Abb. 7.12. Tensioprofil: IOD-Verlauf 2006–2008

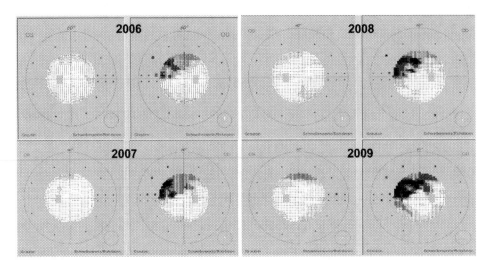

⊗ **Abb. 7.13.** Gesichtsfeldverlauf RA und LA von 2006–2009: Zunahme des Skotoms im nasal oberen Quadraten am RA, LA bleibt im Verlauf regelrecht

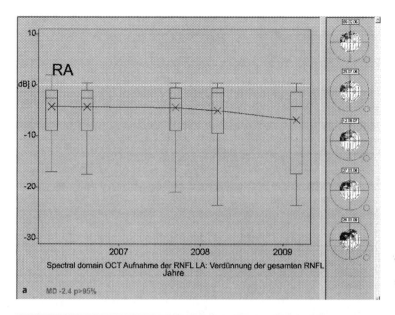

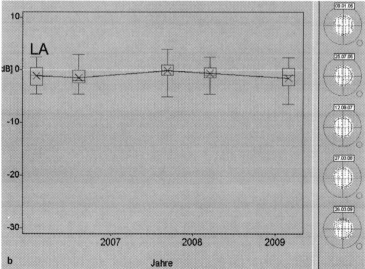

Abb. 7.14a,b. Globale Trendanalyse (MD) des Gesichtsfelds. **a** Rechtes Auge: Verschlechterung im Verlauf von 2006–2009, **b** linkes Auge: stabiler Befund von 2006–2009

7.2.2 Diskussion

- Papillenbefund stabil
- Tensio reguliert
- funktionelle Progression
- Ursache für die funktionelle Progression ist unklar

7.3 Fall 51

7.3.1 Anamnese, Befund

- Patient, 66 Jahre
- okuläre Hypertension
- Familienanamnese für Glaukom: Mutter, Großvater
- Allgemeinanamnese:
  - leichtes Asthma, sonst leer
  - Allergie: keine
- Befund 1998:
  - Visus: RA +0,5 sph. = 1,0; LA: +0,25 sph. = 1,0
  - Pachymetrie: R: 560 µm; L: 540 µm
  - OHT seit 1998
  - T_{max} R: 26 mmHg; L: 25 mmHg

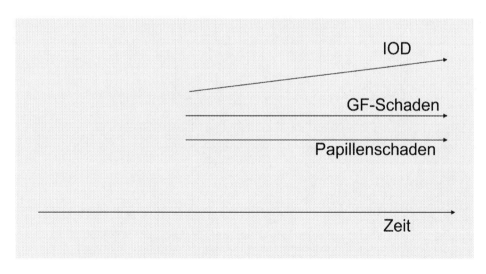

⚙ **Abb. 7.15.** Trotz erhöhtem IOP über 10 Jahre zeigt sich eine unveränderte Funktion und eine unveränderter Papille

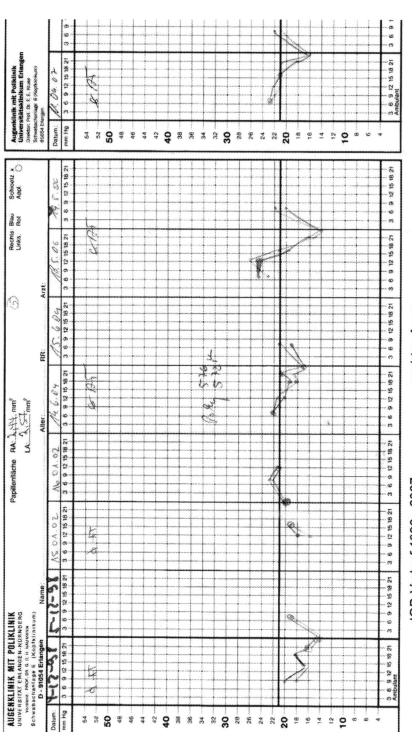

IOD-Verlauf 1998 - 2007:

——— rechtes Auge

——— linkes Auge

⊠ Abb. 7.16. Tensioprofil: IOD-Verlauf 1998–2007

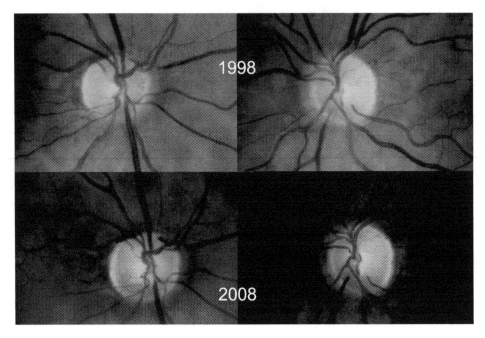

Abb. 7.17. Papillenverlauf am RA und LA: vitale Randsaumkonfiguration beidseits im gesamten Beobachtungszeitraum

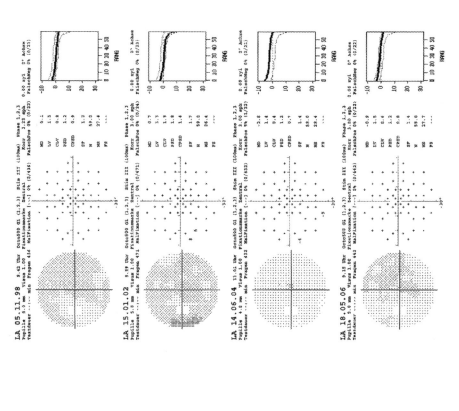

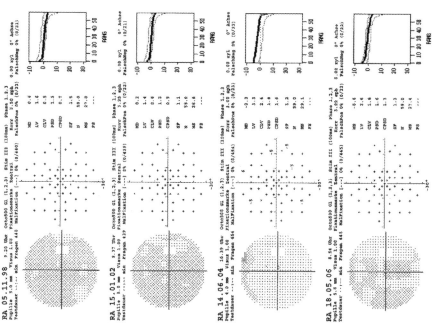

⊠ Abb. 7.18. Gesichtsfeldverlauf beidseits: regelrecht und stabil im gesamten Zeitraum

7.3.2 Diskussion

▬ In 5 Jahren Beobachtungszeitraum 4,4% der medikamentös therapierten und 9,5% der nicht therapierten Patienten mit OHT konvertierten zum POWG.

▬ Senkung des IOD um 3 mmHg, das entspricht 50% Risikoreduktion.

▬ Prädiktive Faktoren für die Glaukomentwicklung: Alter, vertikale und horizontale CDR, Rasse, IOD, zentrale HH-Dicke [1].

7.4   Fall 52

7.4.1 Anamnese, Befund

- Patientin, 65 Jahre
- R/L primäres Offenwinkelglaukom mit glaukomatöser Opticusatrophie, OA Stadium II
- Tinitus seit 20 Jahren, kalte Akren, arterielle Hypertonie, Z. n. Apoplex 2003
- Medikamente: Metoprololsuccinat, Valsartan/Hydrochlorothiazid
- Familienanamnese für Glaukom: Vater +
- bekannt seit 2001
- Visus
  - R: +0,75; –0,75/89° = 0,9
  - L: +1,0; –1,25/92° = 0,8
- VAA R/L: reizfrei, regelrecht, altersentsprechend
- Pachymetrie: R 501 µm; L 503 µm
- Maximaler, anamnestischer IOD: R/L <20 mmHg

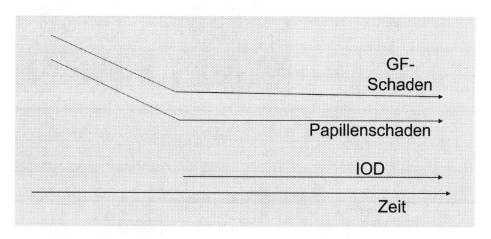

◘ **Abb. 7.19.** Durch regulierten IOD keine funktionelle und morphologische Progression

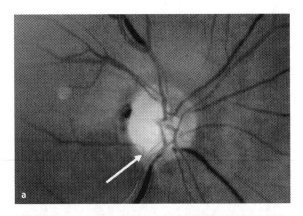

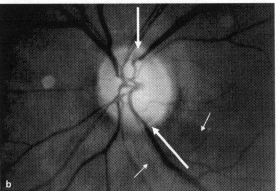

⊗ Abb. 7.20a,b. Papillen 2001. **a** Rechtes Auge: deutliche Kerbe im Randsaum nach temporal unten (Pfeil), **b** Kerben im Randsaum nach temporal oben und unten (große Pfeile), Nervenfaserdefekt temporal unten (kleine Pfeile)

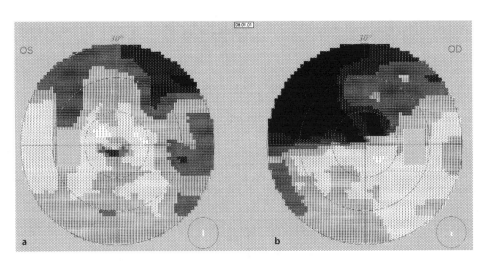

⊗ Abb. 7.21a,b. Gesichtsfeld 2001. **a** Linkes Auge: kleines bogenförmiges Skotom zentral, größere relative Skotome im oberen Bjerrum-Areal, **b** rechtes Auge: großes absolutes Skotom im oberen Bjerrum-Areal

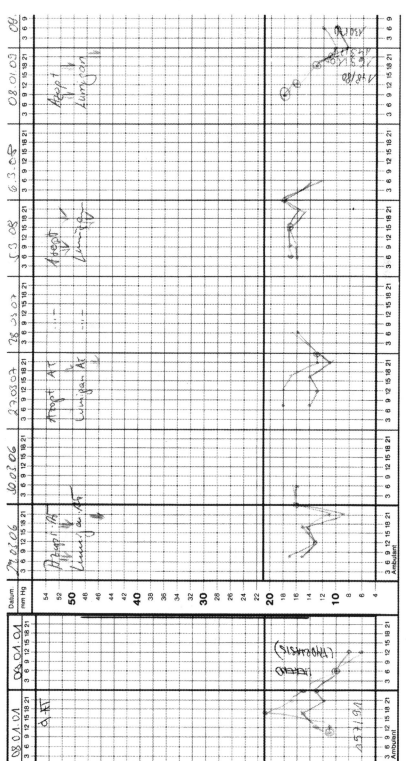

IOD-Verlauf 2001-2009:

——— rechtes Auge

——— linkes Auge

◘ **Abb. 7.22.** Tensioprofil: IOD-Verlauf 2001–2009

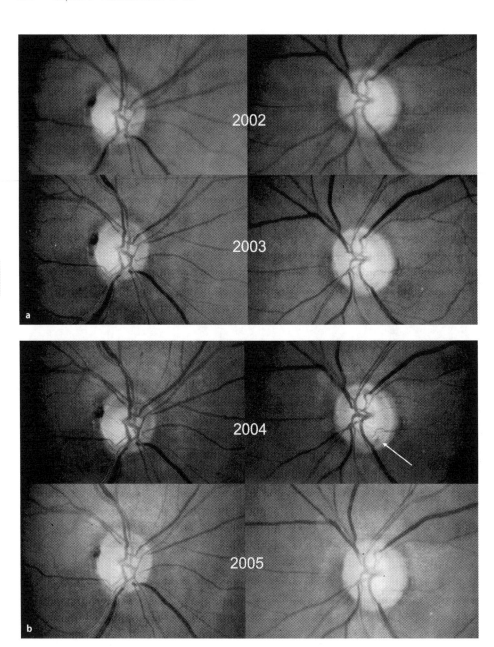

⚙ **Abb. 7.23a–d.** Papillenverlauf 2002–2009

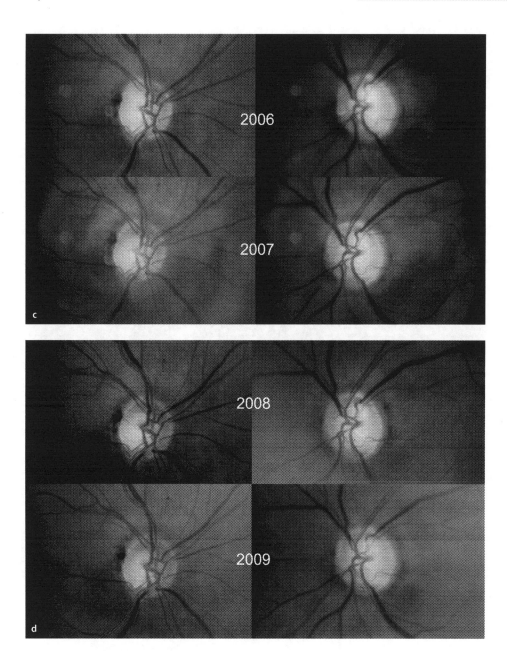

⬛ Abb. 7.23a–d. Papillenverlauf 2002–2009

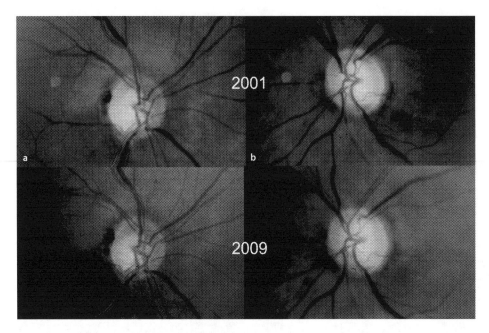

☼ Abb. 7.24a,b. Papillenverlauf 2001/2009. **a** Rechtes Auge: Kerbe im Randsaum nach unten, stabil im Beobachtungs-zeitraum, **b** linkes Auge: Kerbe im Randsaum nach temporal oben und unten, stabil im Beobachtungszeitraum

Patient:

Geschlecht: weiblich

Untersuchung: Erstunters.: 08.Jan.2001 Letzte Folgeunters.: 08.Jan.2009 Zeitraum: 96 Monate

R

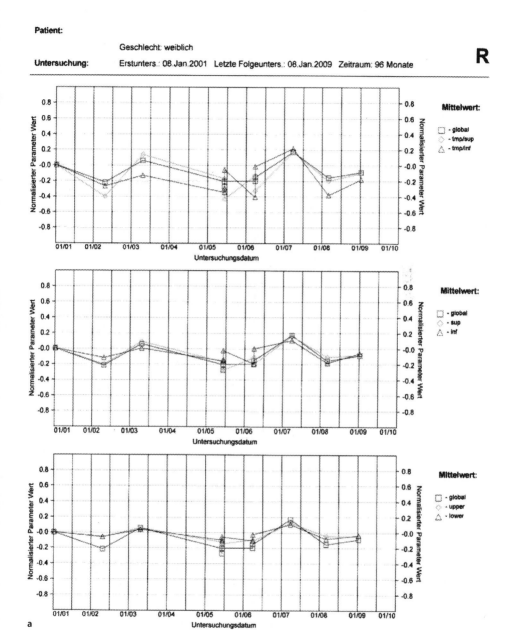

a

▨ Abb. 7.25a,b. Stereometrische Verlaufsanalyse HRT. **a** Rechtes Auge: stabiler Befund zwischen 2001 und 2009

Patient:

Geschlecht: weiblich

L

Untersuchung: Erstunters.: 08.Jan.2001   Letzte Folgeunters.: 08.Jan.2009   Zeitraum: 96 Monate

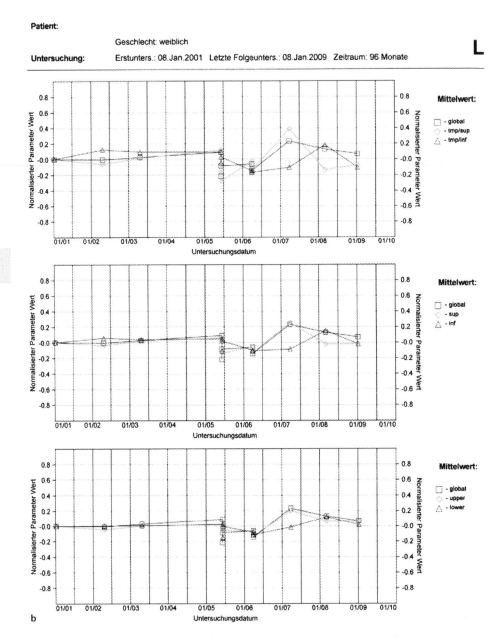

b

⬡ **Abb. 7.25a,b.** Stereometrische Verlaufsanalyse HRT. **b** linkes Auge: stabiler Befund zwischen 2001 und 2009

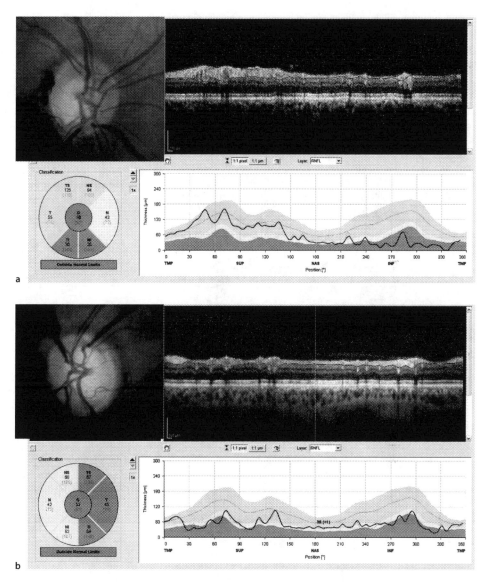

⬚ **Abb. 7.26a,b.** Spectral Domain OCT der RNFL. **a** Rechtes Auge: Abnahme der RNFL-Dicke im gesamten unteren Bereich, **b** linkes Auge: Abnahme der RNFL-Dicke im gesamten temporalen Bereich

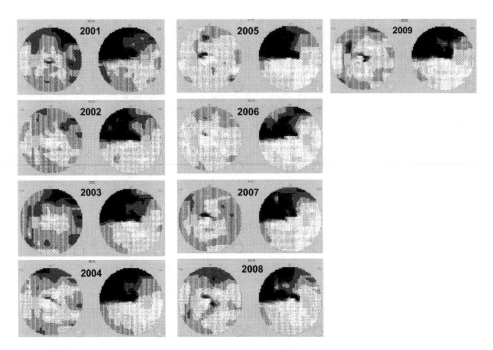

✿ Abb. 7.27. Gesichtsfeldverlauf: stabiler Befund der Skotome am RA und am LA im Verlauf von 2001–2009

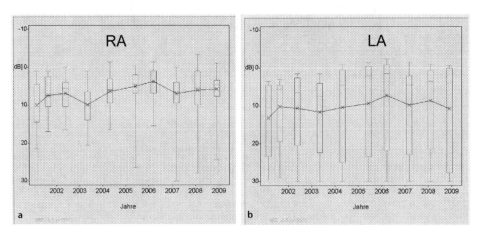

✿ Abb. 7.28a,b. Globale Verlaufsanalyse (MD) Gesichtsfeldverlauf: stabiler Befund von 2001–2009, zusätzliche Lerneffekte. **a** Rechtes Auge, **b** linkes Auge

7.5 Fall 53

7.5.1 Anamnese, Befund

- Patientin, 70 Jahre
- R/L POWG (NDG) mit Papillenrandblutung li
- allgemein gesund
- keine Medikamente
- kein Hypertonus
- regelrechtes 24-Stunden-Blutdruckprofil:
  - Tag 126/79
  - Nacht 108/58
  - Differenz –14%/–27%
  - starke Schwankungen
- Visus: RA 1,0; LA 0,6
- IOD: R 12 mmHg; L 10 mmHg
- AT R/L Brimonidin/Timolol
- Pachymetrie: R 454 μm; L 504 μm

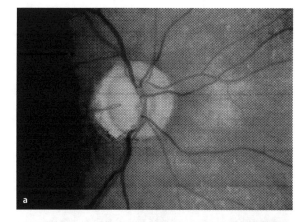

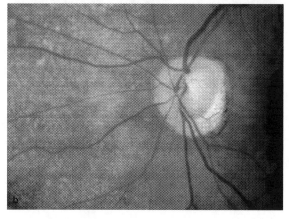

⬡ **Abb. 7.29 a,b.** Papillen. **a** Rechtes Auge: Kerbe im Randsaum nach temporal oben und unten, Papillenfläche: 2,2 mm², **b** linkes Auge: Kerbe im Randsaum nach temporal unten mit Papillenrandblutung bei 5 Uhr, Papillenfläche: 2,3 mm²

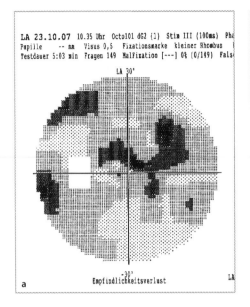

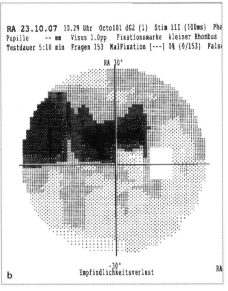

⚙ **Abb. 7.30.** Gesichtsfeld 2007: bogenförmiges Skotom im oberen Bjerrum-Areal. **a** Linkes Auge, **b** rechtes Auge

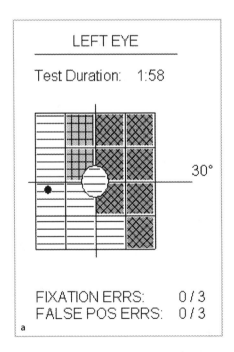

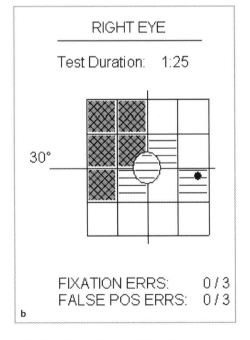

⚙ **Abb. 7.31a,b.** FDT-Perimetrie: beidseits Defekte im nasalen Bereich. **a** Linkes Auge, **b** rechtes Auge

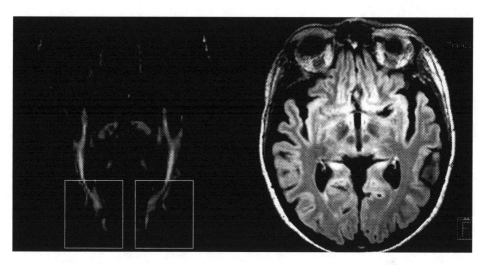

❂ Abb. 7.32. 3-Tesla-MRT Schädel. Zerebrum und Sehbahn: mäßig ausgeprägte zerebrale Mikroangiopathie, Rarefizierung der Sehstrahlung beidseits, L>R

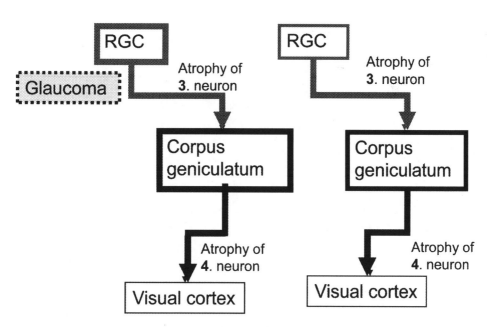

❂ Abb. 7.33. Diskussion: NDG Kombination aus lokalisierter Degeneration des 3. Neurons (Glaukomeffekt) plus gleichzeitiger Degeneration von 3. und 4. Neuron (zerebrale Ischämie)

7.6   Fall 54

7.6.1 Anamnese, Befund

- Patientin, 66 Jahre
- sekundäres OWG bei PEX, seit 1996 bekannt
- Myopia media
- Z. n. Strumektomie, Osteoporose, Mitralvitium, Carotisplaques rechts
- Medikamente: Acetylsalicydsäure, Levothyroxin-Natrium, Alendronsäure
- Familienanamnese für Glaukom: negativ
- T_{max}: R: 35 mmHg; L: 24 mmHg
- RA: Z. n. TE 2002
- Visus
  - R: –5,5; –0,75/58° = 0,6 p
  - L: –6,75; –0,5/107° = 1,0
- VAA:
  - PEX +++, Cat. nuclearis
  - FK rechts prom. und avaskulär
- Fundus: rechts epiretinale Gliose

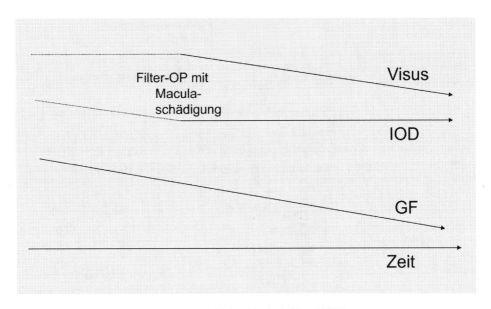

◼ **Abb. 7.34.** Funktionelle Progression am RA nach Filter-OP mit niedrigen IOD-Werten

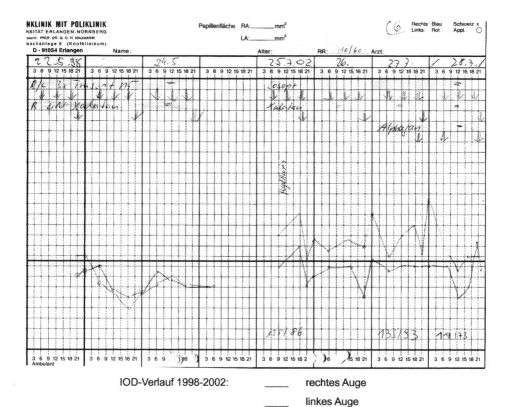

IOD-Verlauf 1998-2002:   _____ rechtes Auge

_____ linkes Auge

Nicht regulierte Tensiolage am RA seit Mitte 2002

☒ **Abb. 7.35.** Tensioprofil: IOD-Verlauf 1998–2002

RA: Trabekelektomie 2002

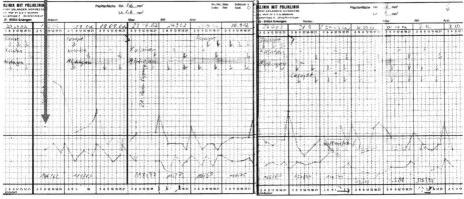

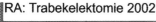

IOD-Verlauf 1998-2002:   --------- rechtes Auge

--------- linkes Auge

IOD RA nach TE reguliert

☒ **Abb. 7.36.** Tensioprofil 2002

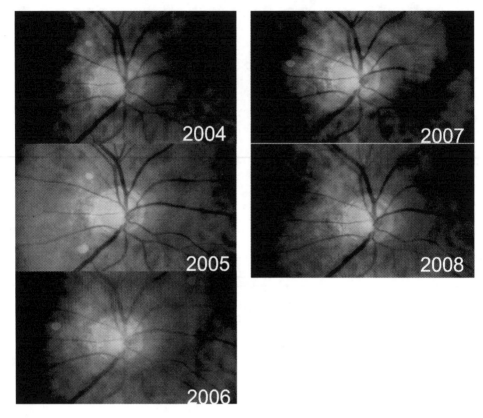

Abb. 7.37. Papillenverlauf RA 2004–2008: deutliche Randsaumverdünnung im temporalen Bereich entsprechend Stadium III, stabil im Beobachtungszeitraum

Heidelberg Retina Tomograph II
Folgeuntersuchung

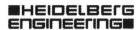

Patient:

Geschlecht: weiblich

Untersuchung: Erstunters.: 03.Nov.2005 **Folgeunters.: 08.Mai.2008** Zeitraum: 30 Monate   **R**

Aufnahme: Fokus: -5.00 dpt Scantiefe: 3.50 mm Operator: Kau IOD: ----

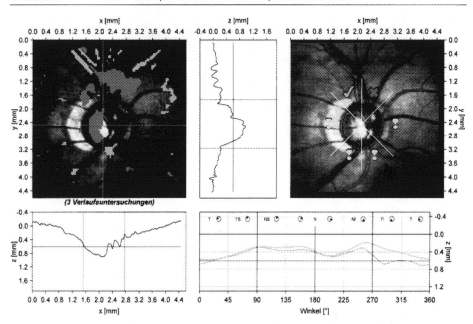

Stereometrische Analyse		Änderung	Normal
Papillenfläche	1.391	0.000 mm²	1.69 - 2.82
Exkavationsfläche	0.685	0.494 mm²	0.26 - 1.27
Randsaumfläche	0.706	-0.494 mm²	1.20 - 1.78
Exkavationsvolumen	0.117	0.099 cmm	-0.01 - 0.49
Randsaumvolumen	0.148	-0.105 cmm	0.24 - 0.49
Flächenquotient (C/D Ratio)	0.493	0.356	0.16 - 0.47
Lineare C/D Ratio	0.702	0.331	0.36 - 0.80
Mittlere Exkavationstiefe	0.272	0.080 mm	0.14 - 0.38
Maximale Exkavationstiefe	0.604	-0.002 mm	0.46 - 0.90
Exkavationsform (3.Mom.)	-0.051	0.081	-0.27 - -0.09
Höhenvariation der Kontur	0.395	-0.026 mm	0.30 - 0.47
RNFS-Dicke	0.220	-0.056 mm	0.18 - 0.31
RNFS-Querschnitt	0.922	-0.233 mm²	0.95 - 1.61
Referenzhöhe	0.611	-0.144 mm	
Topographie Standardabw.	24 µm		

Moorfields Klassifikation: Außerhalb normaler Grenzen (*)

(*) Moorfields Klassifikation (Ophthalmology 1998,105:1557-1563). Die Klassifikation beruht auf Statistik. Die Diagnose liegt in der Verantwortung des Arztes.

Kommentar:

Datum: 11.Aug.2008 Unterschrift:

⊗ **Abb. 7.38.** TCA-Analyse, HRT 2008 RA: Verschlechterung der Randsaumkonfiguration im temporalen und oberen Bereich

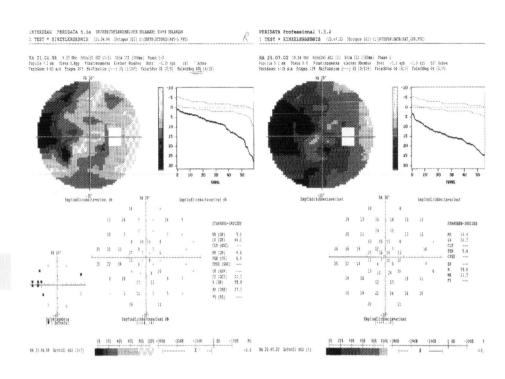

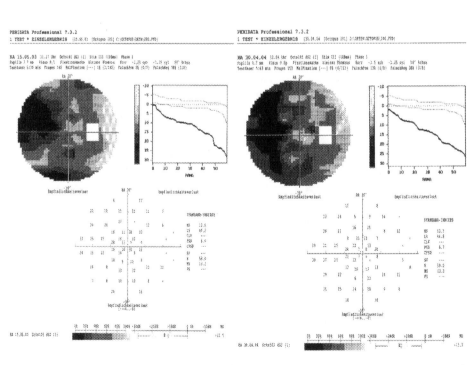

Abb. 7.39. Gesichtsfeldverlauf RA 1998–2004: Vertiefung des Skotoms im nasalen Bereich und zusätzliche diffuse Empfindlichkeitsminderung

PERIDATA Professional 7.3.2   UNI-AUGENKLINIK ERLANGEN,

TREND (REGRESSION) * EINZELERGEBNIS   (09.11.07 I:\DATEN\GLAUKOM\OCTOSINZ\GLAU_I_P.PHF)

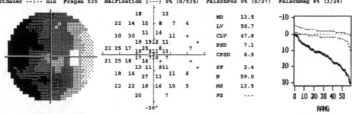

RA 03.05.05 11.29 Uhr Octo500 G1 (1,2,3) Stim III (100ms) Phase 1,2,3
Pupille 4.0 mm   Visus 0.80   Fixationsmarke Zentral   Korr -4.00 sph   0.00 zyl   0° Achse
Testdauer --:-- min Fragen 535 MalFixation [---] 0% (0/535) FalschPos 0% (0/27) FalschNeg 6% (2/26)

```
MD   13.5
LV   50.7
CLV  47.8
PSD   7.1
CPSD  6.9
SF    2.4
N    59.0
MS   13.5
FS   ---
```

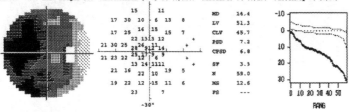

RA 02.11.05 13.31 Uhr Octo500 G1 (1,2,3) Stim III (100ms) Phase 1,2,3
Pupille 4.0 mm   Visus 0.63   Fixationsmarke Zentral   Korr 0.00 sph   0.00 zyl   0° Achse
Testdauer --:-- min Fragen 580 MalFixation [---] 0% (0/580) FalschPos 0% (0/29) FalschNeg 7% (2/28)

```
MD   14.4
LV   51.3
CLV  45.7
PSD   7.2
CPSD  6.8
SF    3.3
N    59.0
MS   12.6
FS   ---
```

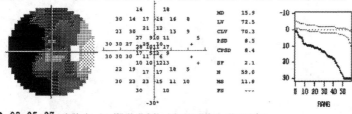

RA 02.11.06 8.39 Uhr Octo500 G1 (1,2,3) Stim III (100ms) Phase 1,2,3
Pupille 4.0 mm   Visus 0.50   Fixationsmarke Zentral   Korr -3.00 sph   0.00 zyl   0° Achse
Testdauer --:-- min Fragen 521 MalFixation [---] 0% (0/521) FalschPos 0% (0/26) FalschNeg 12% (3/26)

```
MD   15.9
LV   72.5
CLV  70.3
PSD   8.5
CPSD  8.4
SF    2.1
N    59.0
MS   11.8
FS   ---
```

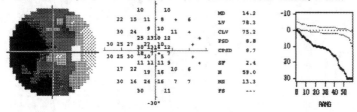

RA 02.05.07 8.21 Uhr Octo500 G1 (1,2,3) Stim III (100ms) Phase 1,2,3
Pupille 4.0 mm   Visus 0.63   Fixationsmarke Zentral   Korr -3.00 sph   0.00 zyl   0° Achse
Testdauer --:-- min Fragen 521 MalFixation [---] 0% (0/521) FalschPos 0% (0/26) FalschNeg 8% (2/26)

```
MD   14.2
LV   78.3
CLV  75.2
PSD   8.8
CPSD  8.7
SF    2.4
N    59.0
MS   13.3
FS   ---
```

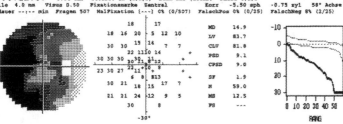

RA 08.11.07 8.54 Uhr Octo500 G1 (1,2,3) Stim III (100ms) Phase 1,2,3
Pupille 4.0 mm   Visus 0.50   Fixationsmarke Zentral   Korr -5.50 sph   -0.75 zyl   58° Achse
Testdauer --:-- min Fragen 507 MalFixation [---] 0% (0/507) FalschPos 0% (0/25) FalschNeg 8% (2/25)

```
MD   14.9
LV   83.7
CLV  81.8
PSD   9.1
CPSD  9.0
SF    1.9
N    59.0
MS   12.5
FS   ---
```

■ Abb. 7.40. Gesichtsfeldverlauf RA 2005–2007: Skotom im nasalen Bereich eher stabil

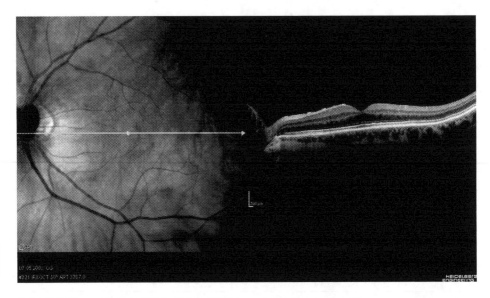

⊠ **Abb. 7.41.** Spectral Domain OCT der Makula 2008 LA: regelrechte foveale Depression

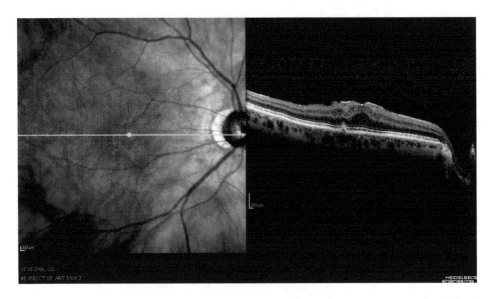

⊠ **Abb. 7.42.** Spectral Domain OCT der Makula 2008 RA: Netzhautverdickung im Foveabereich und Darstellung von epiretinalen Membranen

7.7   Fall 55

7.7.1 Anamnese, Befund

- Patientin, Jahrgang 1940
- Visus: RA 1,0; LA 0,6
- Tensioprofil ohne AT: R 14–21 mmHg; L 12–20 mmHg
- Tensioprofil mit AT: R 12–18 mmHg; L 11–20 mmHg
- Augentropfen: R/L Brimonidin, Latanoprost, Dorzolamid/Timolol
- Pachymetrie HH: R 555 µm; L 557 µm
- Z. n. Apoplex 1996, Hypertonus
- 24-Stunden-Blutdruckprofil:Tag 163/105, Nacht 154/97, Diff. –5%/–7%
- Hypercholesterinämie 351 mg%

Zur Diskussion vgl. auch ◘ Abb. 7.33.

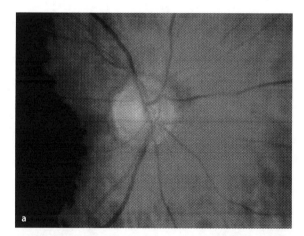

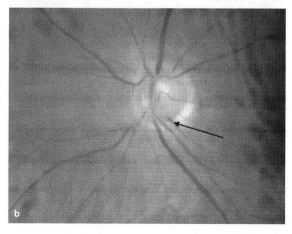

◘ **Abb. 7.43a,b. Papillen. a** Rechtes Auge: vitale Randsaumkonfiguration, Papillengröße: 1,8 mm², **b** linkes Auge: Kerbe im Randsaum nach temporal unten mit Papillenrandblutung bei 5 Uhr, Papillengröße: 1,7 mm²

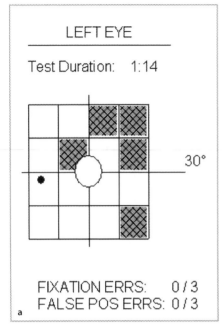

LEFT EYE

Test Duration: 1:14

30°

FIXATION ERRS: 0 / 3
FALSE POS ERRS: 0 / 3

a

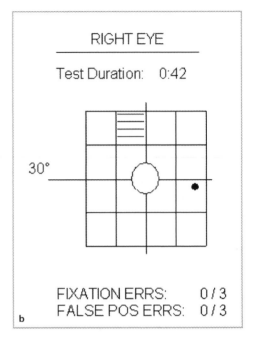

RIGHT EYE

Test Duration: 0:42

30°

FIXATION ERRS: 0 / 3
FALSE POS ERRS: 0 / 3

b

Abb. 7.44a,b. Örtlich-zeitliche Kontrastsensitivität FDT. **a** Linkes Auge: 74 s, Score 15, Defekte vor allem im nasalen Bereich, **b** rechtes Auge: grenzwertig normal

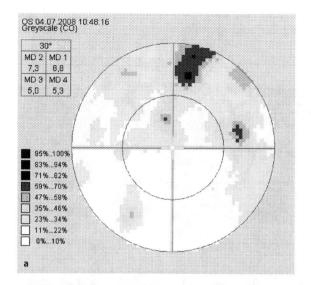

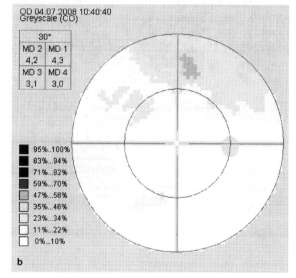

■ **Abb. 7.45a,b.** Weiß-Weiß-Perimetrie, Gesichtsfeld. **a** Linkes Auge: beginnendes Skotom nasal oben, **b** rechtes Auge: regelrecht

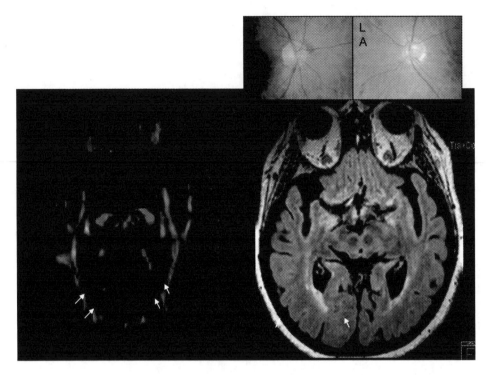

⧉ Abb. 7.46a,b. 3-Tesla-MRT Schädel (MR-DTI): zerebrale Mikroangiopathie Grad 2, Mikroangiopathie in der Sehstrahlung etwas kumulierend an beiden Hinterhörnern, starke Rarefizierung der Sehstrahlung beidseits, L>R, Verschmächtigung und schließlich Abbruch der Traktographiesignale (grün) im Verlauf der Sehstrahlung (Startregion im CGL)

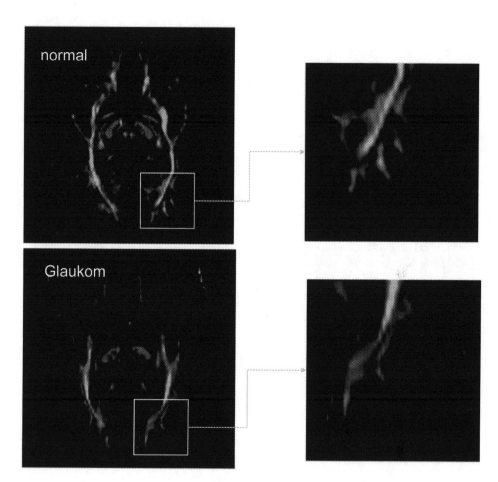

✪ **Abb. 7.47.** 3-Tesla-MRT Schädel: Rarefizierung der Sehstrahlung beidseits. Befunde deuten darauf hin, dass eine glaukominduzierte Minderung der Axone im 3. Neuron assoziiert ist mit Verschmächtigung des 4. Neurons

7.8   Fall 56

7.8.1 Anamnese, Befund

- Patient, 56 Jahre
- R/L perimetrisches POWG (NDG)
- Augendruck immer unter 14 mmHg, ohne AT
- Hypertonus 128/84 mmHg, N 112/74 mmHg
- kein Diabetes mellitus
- keine Hypercholesterinämie
- kein Raynaud-Symptomatik
- keine Hypothyreose
- keine Herzrhythmusstörungen
- verdickte Gefäßwände an der A. retinae temporalis
- Cold-Pressor-Test nicht pathologisch

Zur Diskussion vgl. auch ◙ Abb. 7.33.

Literatur

[1]   Gordon MO, Beiser JA, Brandt JD et al. (2002) The ocular hypertension treatment study. Arch Ophthalmol 120: 714-20

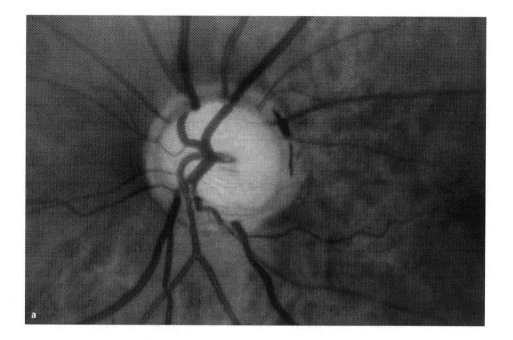

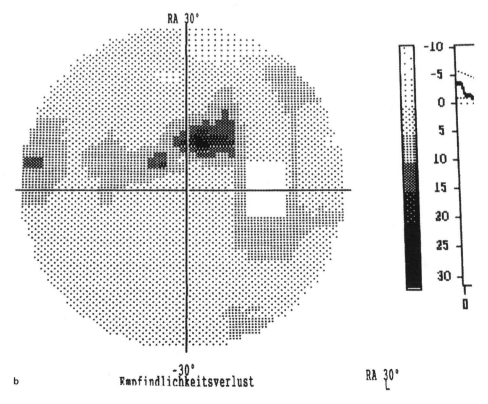

■ **Abb. 7.48. a** Glaukom, OA Stadium IV, **b** Octopus: R/L kleine, tiefe GF-Defekte, Mean Defect 3–3,5 dB

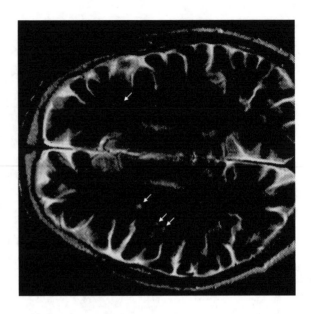

Abb. 7.49. NMR des Gehirns:
White Matter Lesions +++

Patientenserie 57–64

H. Thieme

8.1   Fall 57

8.1.1   Anamnese, Befund

- Patientin, 75 Jahre
- POWG, kein PEX, keine AMD
- fortgeschrittene Befunde im HRT
- Gesichtsfeld: Bjerrum-Skotome
- Dreifachtherapie aus β-Blocker und Carboanhydrase in Kombination plus Prostaglandin
- kommt mit Tropfen eher schlecht zurecht
- Zieldruck: 12–13 mmHg beidseits
- im Druckprofil: 17–19 mmHg beidseits
- Visus: RA 0,5; LA 0,63
- visusrelevante Katarakt beidseits (aber auch Indikation zur TE)

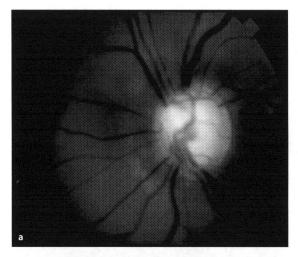

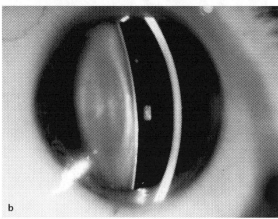

◙ **Abb. 8.1a,b.** Koexistenz von Glaukom und Katarakt. Frage: Wie ist das operative Vorgehen? Erst Phako dann TE? Erst TE dann Phakoemulsifikation? Kombination von beidem?

8.1.2 Diskussion

Argumente für Phako zuerst:
- Erfolgserlebnis vorneweg (Psychologie)
- Drucksenkung der Phako nutzen (nach Studien bis 2,6 mmHg)
- möglicherweise Einsparung von 1–2 Medikamenten
- geringer Ausgangsdruck
- einfachere Abrechnung (Phako/ Glaukomoperation getrennt)
- OP sollte »clear cornea«/von temporal durchgeführt werden

Argumente für Glaukomoperation zuerst
- schnellere Drucksenkung bei fortgeschrittenem Befund
- wenn Drucksenkung im Vordergrund steht

Argumente für kombiniertes Vorgehen:
- wenn Zeit »davonläuft«
- in der Literatur erhöhte Vernarbungsrate und schlechterer IOD

8.2   Fall 58

8.2.1 Anamnese, Befund

- Patientin, 67 Jahre
- POWG (Erstdiagnose 2003)
- kein PEX, keine Pigmentdispersion
- mäßige bis inzipiente Katarakt
- Tensio unter Dreifachtherapie bis 23 mmHg R/L
- Pachymetrie beidseits normale HH-Dicke
- Visus: RA 0,8; LA 0,63
- fortgeschrittene Gesichtsfeldausfälle über 3 Jahre, L>R
- Voroperationen: 2-fach-ALT R/L (Drucksenkung vorübergehend)
- OP-Indikation ist gestellt
- Patientin hat sich über eine »neue OP-Methode« informiert
- Was spricht für TE und was gegen 360°-Kanaloplastik?

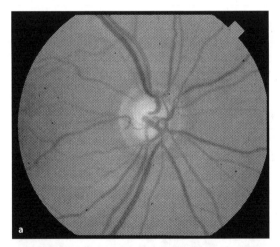

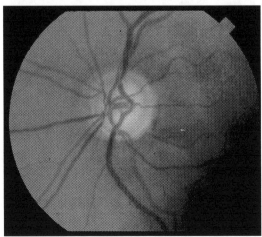

◘ **Abb. 8.2a,b.** Deutliche Papillenschäden (**a**) mit korrespondierenden Gesichtsfelddefekten (**b**)

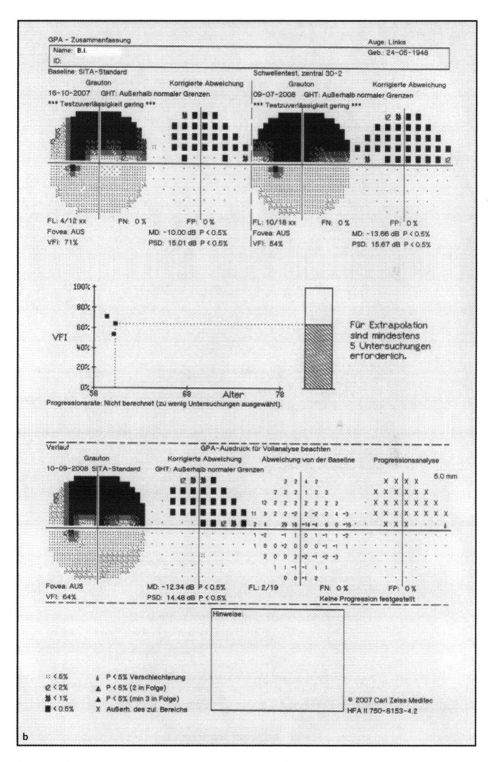

⊗ **Abb. 8.2a,b.** Deutliche Papillenschäden (**a**) mit korrespondierenden Gesichtsfelddefekten (**b**)

8.2.2 Diskussion

Welche Operation? Trabekulektomie oder 360°-Kanaloplastik?

- ALT spricht gegen die Kanaloplastik, da Vernarbung im Kammerwinkel erwartet werden können (Schwierigkeiten den Katheder über die ganze Strecke durchzuschieben)
- Kanaloplastik noch nicht an allen Zentren angeboten
- Lernkurve für das neue Verfahren kann schwierig sein
- Drucksenkung scheint nicht so nachhaltig zu sein
- Langzeitergebnisse fehlen noch
- Kanaloplastik nicht geeignet bei engen Kammerwinkeln
- PEX? Pigmentdispersion
- hoher Ausgangsdruck mit niedrigem Zieldruck

Die gegenwärtige Datenlage kann noch nicht sicher Auskunft darüber geben, welches Verfahren besser ist. Es fehlt zurzeit eine randomisierte Studie, die beide Verfahren direkt vergleicht.

8.3   Fall 59

8.3.1 Anamnese, Befund

- Patientin, 69 Jahre
- Ptosis nach TE
- POWD (Erstdiagnose 1997)
- Visus beidseits: 1,0
- Hornhautdicke: 530/523 μm R/L
- RA: Dreifachtherapie mit Kombination aus β-Blocker und Dorzolamid plus Prostaglandin
- LA: Z. n. TE mit MMC 10/2008
- im Tagesdruckprofil RA 18–26 mmHg; LA 14–18 mmHg
- Z. n. TE LA gut: Tension 12 mmHg ohne Therapie
- Lidspaltenweite
    - RA: 9,5 mm; LA: 9,0 mm präoperativ
    - RA: 9,0 mm; LA: 6,5 mm postoperativ
- Levatorfunktion: R: 10 mm; L: 8 mm
- postoperativ Entwicklung einer (funktionell und kosmetisch bedeutsamen) Ptosis

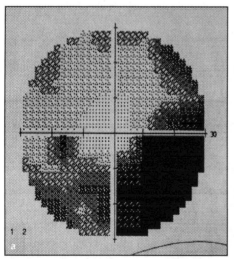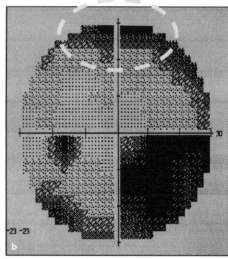

☒ **Abb. 8.3a,b.** Gesichtsfeld mit Ptosis-relevanter Einschränkung nach oben. **a** Prä-, **b** postoperativ

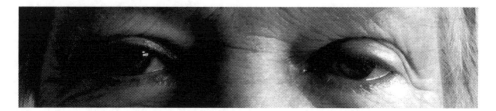

☒ **Abb. 8.4.** Befunde der Lider postoperativ: Bedeutsam die Ptosis links mit Aufweitung/Verbreiterung der Lidfalte für die Dehiszenz des M. levator palpebrae

8.3.2 Diskussion

- Ptosis nach TE in 12% der Fälle
- vermutliche Dehiszenz des M. levator palpebrae superioris
- Risikofaktoren: Geschlecht (Frauen > Männer), Farbige
- kein signifikanter Unterschied zwischen TE allein oder Phako/TE, fornix- oder limbusbasaler Präparation
- intraoperatives 5-FU und Anschlingen des M. rectus superior scheinen keine entscheidende Rolle zu haben
- von Einfluss kann die Form der Anästhesie sein
- Therapie: mindestens 6 Monate abwarten, da sich der Befund »geben« kann, ansonsten chirurgisch je nach Grad der Ptosis und/oder Levatorfunktion (Fasanella-Servat, Müller-Myektomie oder Reposition des M. levator palpebrae)

8.4   Fall 60

8.4.1 Anamnese, Befund

- Patientin, 76 Jahre
- Bulbushypotonie nach TE
- Hypotonie nach Trabekulektomie OS
- Z. n. Suturolysen (2-fach)
- Tensio: 1–2 mmHg, breitbasiges Sickerkissen ohne Seidel
- Aderhautamotio mit Makulopathie
- bestehend seit 2 Wochen
- Visus: RA 0,8; LA 1/50
- Entschluss zur transkonjunktivalen Fadennachlegung

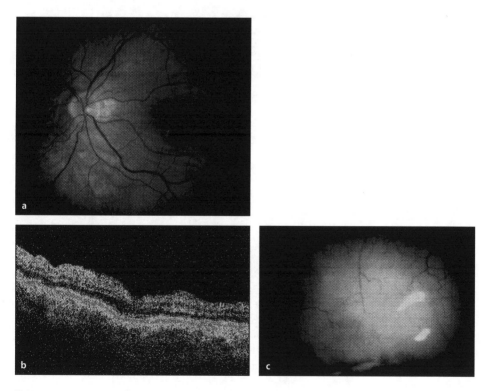

◼ Abb. 8.5a–c. Deutliche Hypotoniezeichen mit hypotoner Makulopathie

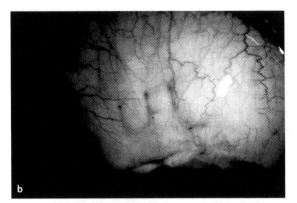

◘ Abb. 8.6a,b. Nahtführung transkon-junktival (**a**) mit dem Bindehautbefund am 1. postoperativen Tag (**b**)

8.4.2 Diskussion

Die transkonjunktivale Fadennachlegung ist eine sichere Methode, die gefürchtete Hypotonie sicher anzugehen. Die Fäden werden hierbei in Tropfanästhesie durch die Bindehaut gelegt (◘ Abb. 8.6a) und führen zu einen Verschluss des Skleradeckels. Die resultierende Drucksteigerung behebt in der Regel relativ schnell die Aderhautamotio und hypotone Makulopathie. Die Fäden können durch weitere Suturolysen wieder gelöst werden, sollte der Druck zu stark ansteigen.

Die Nylonfäden wandern in der Regel innerhalb weniger Tage unter die Bindehaut und halten so den Skleradeckel in der gewünschten Spannung auf der Unterlage.

Bei der Patientin stieg der Visus (bei Tension von 25 mmHg postoperativ) in 2 Tagen auf 0,63 (wie präoperativ) an. Der Druck war nach einigen Wochen 16 mmHg ohne weitere Maßnahmen.

8.5   Fall 61

8.5.1   Anamnese, Befund

- Patient, 14 Jahre
- Aphakie bei congenitaler Katarakt
- Visus: RA 0,25; LA 0,63
- Tensio: RA immer problematisch (Beginn 3 bis 4 Jahre nach Aphakie); LA gut
- Z. n. mehrfachen TO/TE, schwere Vernarbungstendenz links
- Zyklodestruktion mehrfach, Drucksenkung nur noch mit Azetazolamid
- Beschwerdendruck über 40 mmHg
- Entschluss zur Implantation eines Ahmed-Ventils temporal oben
- komplikationslose OP, Tensio postoperativ 10–14 mmHg ohne Hypotoniephasen
- 2 Monate postoperativ Tensioanstiege auf 40 mmHg und Beschwerden

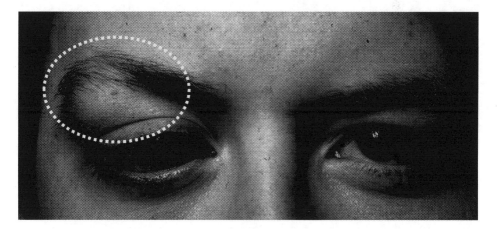

⬛ **Abb. 8.7.** Pseudotumorbildung und Pseudostrabismus durch Zystenbildung über dem Ventil temporal oben

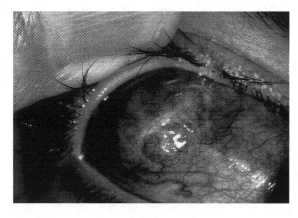

⬛ **Abb. 8.8.** Wundfläche nach Elevation des Oberlides, Befund 2 Monate postoperativ

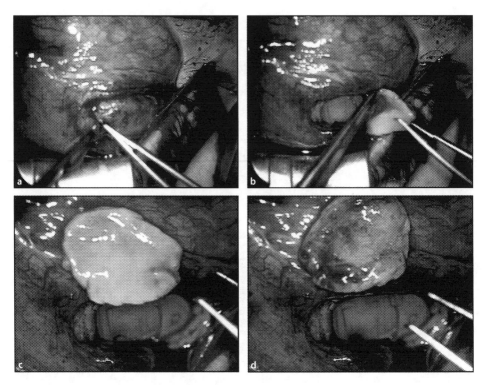

⚙ **Abb. 8.9a–d.** Nach der Entfernung der Kapsel ist das darunterliegende Ventil voll funktionstüchtig. Der Augen Innendruck fällt auf niedrig-normale Werte ab

8.5.2 Diskussion

- Klassische Filtrationschirurgie wenig erfolgreich
- 50% der operierten Patienten brauchen eine Revision
- Früh- und Spätabkapselung über dem Ventil
- Kapselausschneidung möglich, Erfolgsaussichten nicht kalkulierbar
- ggf. in Kombination mit Mitomycin C
- alternativ Zyklodestruktion

8.6 Fall 62

8.6.1 Anamnese, Befund

- Patientin, 60 Jahre
- Gesichtsfelddefekte links, rechts ohne Befund
- Zufallsbefund beim niedergelassenen Augenarzt
- V. a. Niederdruckglaukom in 2 Kliniken geäußert
- Therapie mit Carboanhydrasehemmern seitdem
- 24-Stunden-Blutdruckprofil ist unauffällig, kein Hinweis auf Vasospasmen
- Tagesdruckprofil ohne Therapie niemals über 16 mmHg
- ansonsten moderate Myopie (–2,75 sph. R>L)

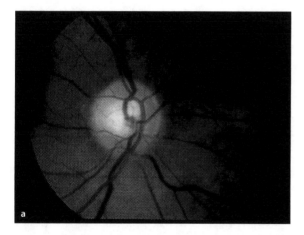

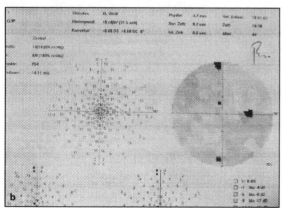

⬛ Abb. 8.10a,b. Rechtes Auge. **a** Papille,
b Gesichtsfeld

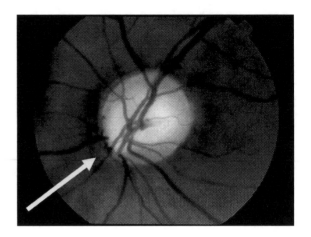

⬡ **Abb. 8.11.** Papille linkes Auge

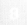

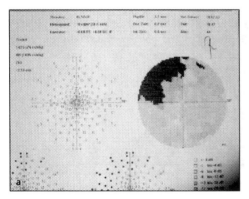

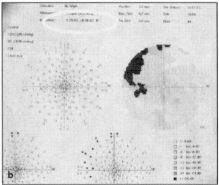

Ohne Refraktionsausgleich   **mit Refraktionsausgleich (-2,75 sph)**

⬡ **Abb. 8.12a,b.** Gesichtsfeld linkes Auge. **a** Ohne, **b** mit Refraktionsausgleich

8.6.2 Dikussion

- Refraktionsskotom
- am ehesten Papillenanomalie links ohne sichtbare vaskuläre Komponente
- regelmäßige Kontrolle mittels HRT und Papillenfoto
- regelmäßige GF-Untersuchung mit Refraktionsausgleich
- Absetzen der Therapie
- Tensiokontrollen
- Befunde seit 2003 unverändert stabil
- Patientin beschwerdefrei

8.7 Fall 63 und 64

8.7.1 Anamnese, Befund

Fall 63:
- Patient, 16 Jahre (Sohn)
- Mutter okuläre Hypertension mit Makropapille
- Anamnese: leer, augenärztliche Anamnese: leer, Emmetropie
- Visus: 1,0 R/L
- Gesichtsfeld normal R/L
- HH-Dicke: RA 578 μm; LA 586 μm
- Tensio: RA 21 mmHg: LA 24 mmHg
- Gonioskopie: keine Kammerwinkeldysgenesie
- HRT: Papillenfläche RA 3.188 mm^2; LA 3.584 mm^2

Fall 64:
- Patientin, 47 Jahre (Mutter)
- Makropapille
- HRT: Papillenfläche RA 4.475 mm^2; LA 4.858 mm^2
- Emmetropie
- HH-Dicke: RA 601 μm; LA 595 μm
- T_{max} (bekannt): 22 mmHg
- seit 2007 unter Therapie mit Timolol 0,5% 2-mal/Tag und Dorzolamid 2% 3-mal/Tag
- unter Therapie Tensio 15–21 mmHg rechts und 17–19 mmHg links
- Gesichtsfeld und FDT unauffällig

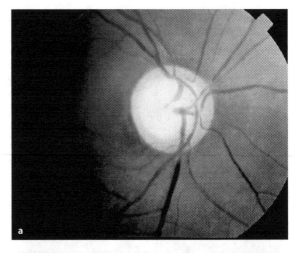

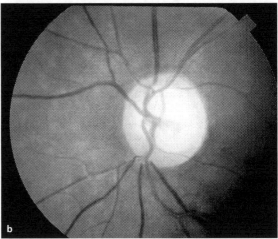

☼ Abb. 8.13a,b. Makropapillen der Mutter

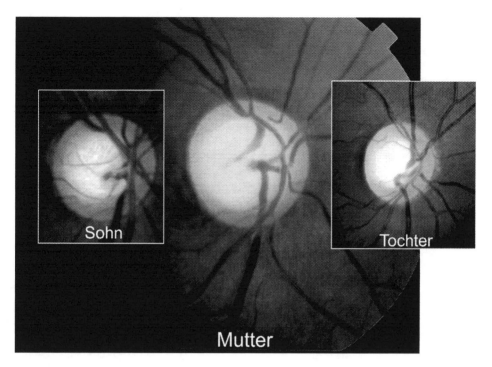

⚙ **Abb. 8.14a–c.** Papillenähnlichkeit von Mutter, Sohn und Tochter (rechte Augen)

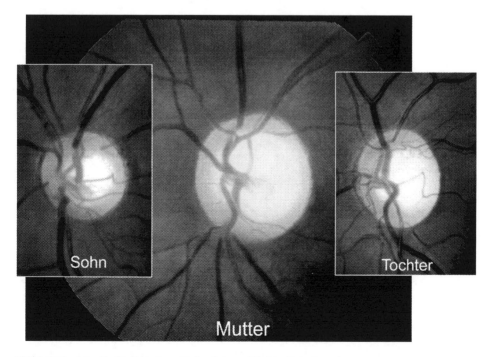

⚙ **Abb. 8.15a–c.** Papillenähnlichkeit von Mutter, Sohn und Tochter (linke Augen)

8.7.2 Diskussion

- Papillenaspekt zwischen Mutter, Sohn (und Tochter) sehr ähnlich
- IOD und Papillenparameter (vertikales C/D, Papillenfläche, Randsaumflläche, RNFL-Dicke) sehr stark erblich beeinflusst
- Blutsverwandtschaft mit höherem IOD verbunden
- Rolle der Mitochondrien-DNA in POWG möglich
- regelmäßige Kontrolle (IOD, GF, Papillenfoto, HRT) notwendig
- 24-Stunden-Tagestensioprofil